Dr Philippe-Gaston **Besson**

Avec la collaboration de Nathalie **Sauthier**
et Fanny **Weber**

Acide-base : une dynamique vitale

Pour une qualité de vie équilibrée

jouvence
Santé

Du même auteur aux Éditions Jouvence

Je me sens mal, mais je ne sais pas pourquoi… !, 2003
Je suis fatigué, mais je ne sais pas pourquoi… !, 2003
La crème Budwig, 2001
J'ai mal partout, 2001

Extrait du catalogue Jouvence

Au diable la varice !, Christian Brun, 2010
Tisanes : guide pratique pour toute la famille, Dr Claire Laurant-Berthoud, 2010
Vous avez dit prostate ?, Christian Brun, 2009
Quelle santé de fer !, Marie-France Muller, 2008

Catalogue gratuit sur simple demande
Éditions Jouvence
Suisse : CP 184, 1233 Bernex-Genève
France : BP 90107, 74161 Saint Julien en Genevois Cedex
Mail : info@editions-jouvence.com
Site internet : **www.editions-jouvence.com**

ISBN 978-2-88353-833-7

Mise en pages : Nelly Irniger, Fillinges (74)
Maquette de couverture : Éditions Jouvence
Illustrations de couverture : Fotolia.com © Yuri Arcurs, © Liv Friis-Larsen, © Elenathewise, © Iesly

Sommaire

L'auteur remercie chaleureusement :

Madame Nathalie Sauthier,
Madame Fanny Weber

pour leur contribution à l'élargissement pratique de cette nouvelle édition.

Mode d'emploi

Cet ouvrage – véritable *manuel pratique d'équilibre alimentaire* – fait le point de nos connaissances actuelles sur le problème de l'équilibre acido-basique dans l'organisme et il en expose les applications pratiques que chacun d'entre nous peut mettre en œuvre dans sa vie quotidienne. Il s'adresse donc à la fois au grand public et aux spécialistes.

Afin de faciliter la lecture, nous avons composé dans un caractère plus petit les passages techniques réservés aux spécialistes. Par ailleurs, la partie théorique se situant au début de l'ouvrage (chapitres I à V), le lecteur désireux de passer directement à l'aspect pratique peut commencer par les chapitres VI et VII : *Importance de l'équilibre acido-basique dans quelques maladies* et *Souffrez-vous d'un excès d'acidité tissulaire.* Pour adopter une véritable hygiène de vie et alimentaire, il se référera aux chapitres VIII à XI sur la correction de l'acidose tissulaire, l'élaboration de recettes et l'utilisation de mélanges alcalinisants.

Réduit au minimum, le vocabulaire technique est explicité dans le glossaire en fin de livre (indiqué par des *).

Avant-propos

La notion d'équilibre acido-basique est une notion fondamentale qui fait partie de l'hygiène de vie quotidienne. Les principes qui en découlent et qui sont développés dans ce livre ont donc tous des applications immédiatement pratiques.

Cependant, on ne peut traiter un tel sujet sans aborder certaines notions théoriques de physiologie, notions qui pourront peut-être rebuter le profane. Conscient de l'aspect spécialisé d'une telle approche, l'auteur a tenu à conserver un langage aussi transparent que possible, sans pour autant sacrifier à l'esprit scientifique indispensable de certains développements. Il espère ainsi susciter un intérêt aussi bien chez le thérapeute – qui pourra trouver ici des éléments présentés sous un jour nouveau débouchant sur des idées thérapeutiques nouvelles – que chez le profane, intéressé par les notions de physiologie vivante et ouvert à une approche pratique de la médecine préventive.

La seconde version de cet ouvrage apporte un éclairage nouveau sur la compréhension des mécanismes physiologiques gérant l'équilibre acido-basique de l'organisme. En particulier, la notion d'acidité de terrain et l'importance des formes physiques de l'acide urique dans le corps, qui se révèle être la clé de toute la dynamique d'élimination acide de l'homme. En effet, il est le seul être vivant à ne pas être pourvu de l'enzyme permettant la dégradation de cet acide qui doit donc être éliminé comme tel.

Introduction

Parler d'équilibre, c'est parler de polarités, de contrastes, de tendances opposées qui contribuent à faire échouer cet équilibre. Ainsi, en observant la vie, que nous la considérions sous quelque rapport que ce soit, nous la voyons comme une perpétuelle recherche d'équilibre entre deux polarités opposées.

En plus de ces deux forces antagonistes et complémentaires, il faut en considérer une troisième qui incarne la possibilité de l'équilibre. Mais, cet idéal ne peut être atteint de manière durable, c'est sa recherche, implicitement liée à la nécessité d'un déséquilibre qui est l'élément dynamique, générateur de la vie. Ainsi, *l'équilibre physiologique peut se définir comme l'alternance harmonieuse et rythmée entre deux polarités.*

En ce qui concerne notre sujet, on peut définir ces trois éléments comme étant *la tendance à l'acidose, la tendance à l'alcalose et la possibilité d'un équilibre entre les deux.* L'étude de la dynamique acido-basique va nous amener à considérer la dynamique entre la tendance acide et la tendance alcaline de l'organisme, passant par des phases de neutralité, élément central de cette nécessaire alternance. Nous allons observer dans le corps le rythme pendulaire acido-alcalin analogue à un grand respir et nous verrons que celui-ci est lui-même rythmé, d'une part par les périodes d'alimentation et de jeûne au cours des vingt-quatre heures et, d'autre part, par l'alternance veille-sommeil, autre grande « respiration » de la physiologie humaine.

Soulevons ici un point capital dont nous reparlerons plus loin : *la physiologie de l'homme endormi est différente de celle de l'homme éveillé.* Bien que cette notion ne soit pas encore claire dans nos manuels de physiologie, il est important de savoir que les fonctions organiques qui président lors de la phase de conscience diurne sont différentes, voire parfois opposées, aux fonctions des mêmes organes lors de la période nocturne de sommeil, lorsque la conscience a quitté le corps physique.

Cette notion est importante et permettra d'éclairer certains points qui pourraient rester obscurs. Car la question se pose souvent : *faut-il acidifier ou alcaliniser l'organisme pour qu'il soit en bonne santé ?* Il semble, en effet, que les préceptes du Dr Catherine Kousmine – qui conseille de donner des alcalinisants – soient en contradiction avec les travaux de Louis-Claude Vincent – qui, au contraire, conseille d'acidifier. Nous verrons plus loin ce qu'il en est.

Au cours du développement et pour la clarté de l'exposé, nous nous sommes appliqués à bien séparer les différents appareils et systèmes fonctionnels de l'organisme, qui participent au mécanisme de l'équilibre acido-basique, car tout est question de plan, de référentiel ; tout dépend à quel niveau on se réfère.

Mais, il faut également comprendre que cette apparente séparation n'est que didactique et que l'organisme intègre les différents organes et tissus décrits séparément dans une unité dynamique fonctionnelle cohérente.

Les différents appareils et systèmes organiques impliqués dans cette grande régulation sont :

- l'appareil digestif ;
- le sang ;
- les tissus mésenchymateux*[1] ;

---

[1] Cette mesure se définit par l'expression mathématique : $pH = -\log [aH^+]$ dans laquelle [aH+] représente l'activité du cation hydrogène (proton) dans la solution considérée. C'est donc le cologarithme de la concentration en ions H+ d'une solution.

• le foie ;

et ces interactions sont régulées par :

• les poumons ;
• les reins.

Nous allons étudier chacun d'eux et voir leur participation privilégiée au mécanisme d'ensemble.

Quelques définitions

Mais avant tout, définissons ce que signifient « acide » et « basique » ou « alcalin ». Qu'appelle-t-on pH et système tampon ?

Le pH – chiffre compris entre 0 et 14 – est l'unité de mesure du degré d'acidité ou d'alcalinité d'une solution. On a coutume de dire qu'un acide est un donneur de protons et qu'une base est un accepteur de protons ou un donneur d'électrons :

⇨ *de 0 à 7, on parle d'acidité décroissante ;*
⇨ *à 7, on parle de neutralité ;*
⇨ *de 7 à 14, on parle d'alcalinité croissante.*

C'est une question de convention. Ainsi, les liquides biologiques qui auront une valeur de pH inférieure à 7 seront appelés des solutions acides et inversement, les liquides biologiques de valeur de pH supérieure à 7 seront appelées des solutions basiques ou alcalines.

Mais c'est également une question de relativité. Ainsi, la valeur 3 du pH est une valeur acide par convention, comme la valeur 5 du pH. Mais bien que se situant l'une et l'autre dans une zone acide, le fait de passer d'un pH 3 à un pH 5 est une alcalinisation.

Nous verrons au chapitre II que le sang humain a un pH légèrement alcalin. Ces valeurs ont une importance majeure pour le bon fonctionnement des processus vitaux. En effet, dans un système biologique vivant, toute variation importante et brutale du pH peut porter préjudice à la vie. Aussi existe-t-il un certain nombre de systèmes de protection qui veillent à éviter de brusques et grandes variations du pH ; ce sont les systèmes tampons.

Ceux-ci existent à tous les niveaux de l'organisme, mais les plus connus sont les systèmes du tissu sanguin. Là existent des systèmes tampons nombreux et efficaces car les variations du pH sanguin ne peuvent être que très minimes sans compromettre la conscience. Des mécanismes équivalents existent à tous les niveaux de l'organisme.

Ainsi, on peut dire que l'équilibre acido-basique revient à la gestion de l'ion H^+ par l'organisme.

Ces définitions succinctes sont suffisantes pour suivre la suite de l'exposé. Le lecteur intéressé pourra compléter son information dans des ouvrages plus techniques (voir bibliographie).

I

La dynamique acide-base de la digestion

Les variations du pH dans le système digestif

Chaque viscère de l'appareil digestif fonctionne de manière optimale dans une ambiance acido-basique qui lui est propre. Cette valeur est différente d'une zone à l'autre. Si, pour un viscère donné, ces conditions de pH ne sont pas respectées, son travail sera amoindri et l'enchaînement des processus digestifs qui lui font suite s'en trouvera perturbé.

Afin de permettre le bon fonctionnement de l'ensemble, il est donc important que, pour chaque segment du tractus digestif, les valeurs du pH soient respectées.

Au niveau gastrique, un milieu acide doit prédominer. Le pH gastrique varie en effet entre :

- 1,5 pendant la nuit (1/3 du temps) ;
- 2 à 5 pendant les périodes digestives (2/3 du temps) : 2 en début de digestion, 5 en fin de digestion.

Mais il existe en fait de grands écarts individuels.

Au niveau duodénal, ce milieu doit être plus alcalin. Cela est possible grâce aux :

- sécrétions pancréatiques (pH 7,6 à 8,2) ;
- sécrétions biliaires (pH 7 à 7,5) ;
- sécrétions intestinales (pH 8) (issues des glandes duodénales hautes situées entre le pylore et l'ampoule de Vater : glandes de Lieberkühn, glandes de Brunner).

Le rôle de ces sécrétions est de neutraliser l'acidité du chyme* en provenance de l'estomac par la présence de bicarbonates qui lui donnent un pouvoir tampon notable.

La pepsine stomacale acide casse les protéines en polypeptides. La trypsine pancréatique les transforme en acides aminés, mais le pH du chyme doit être ramené à des valeurs plus alcalines pour permettre la digestion des graisses, des hydrates de carbone et des protéines.

Si le milieu alimentaire est trop acide au niveau du duodénum, la digestion des graisses, des hydrates de carbone et des protéines reste incomplète et leur décomposition se produit dans l'intestin grêle et le côlon, provoquant le développement d'une flore anormale en qualité et en quantité, responsable de putréfaction, de constipation et d'auto-intoxication.

Au niveau du côlon, le pH varie entre des limites normales de 4,5 à 6,0 pour les bébés nourris au sein, et de 6,5 à 7,5 pour les bébés nourris au lait de vache, les enfants et les adultes. À ce niveau, le pH traduit l'intervention de multiples facteurs au nombre desquels se trouvent :

- les acides organiques produits par la flore de fermentation : acides lactique, butyrique, propionique, acétique, succinique ;
- les acides aminés, l'ammoniac et les bases aminées résultant de l'activité de la flore de putréfaction ;
- les principes alcalins des sécrétions intestinales.

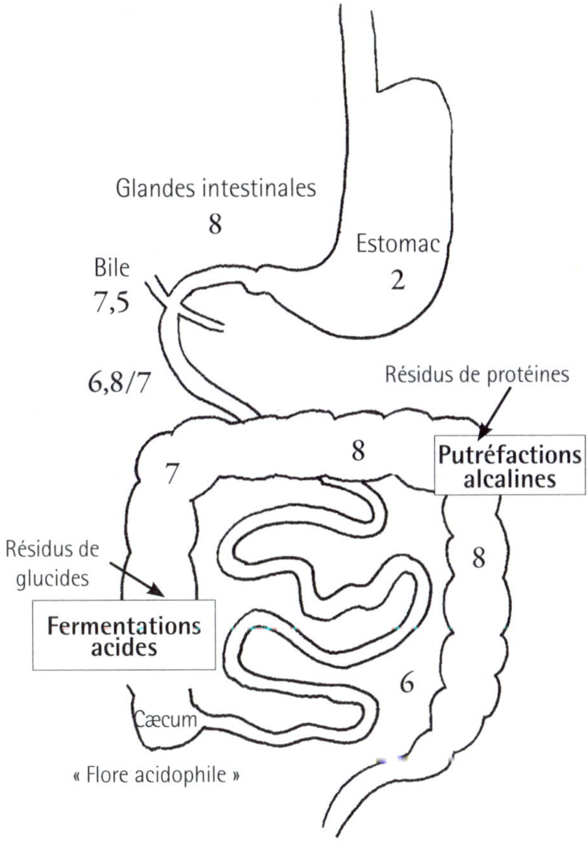

Variation du pH dans le système digestif

Les processus de fermentation et de putréfaction au niveau du côlon

Les micro-organismes des matières fécales appartiennent à des espèces très variées, les unes aérobies, les autres anaérobies. On estime que les corps microbiens représentent environ 1/3 de la masse fécale. L'activité bactérienne est maximale dans le cæcum* et diminue progressivement par la suite. Ces micro-organismes contenus dans le cæcum sont capables d'effectuer la synthèse de nombreuses vitamines (vitamines K et B : acide pantothénique, biotine, acide folique, B12) et permettent à l'organisme de résister plus longtemps à certains régimes carencés.

Chez l'homme, il se produit, dans la première partie du gros intestin, des phénomènes analogues à ceux qui se développent dans le tube digestif des herbivores, mais leur ampleur est moindre. L'activité microbienne attaque la cellulose des aliments cellulosiques assez tendres. Ces derniers permettent d'utiliser non seulement les éléments nutritifs ainsi libérés, mais encore les produits de la dégradation de la cellulose elle-même.

Les bactéries sont capables de sécréter des enzymes qui dégradent l'amidon, la cellulose, les matières protidiques.

- Les glucides subissent un processus de *fermentation acide* qui s'accompagne de dégagement de $C0_2$. Ils sont transformés en acides organiques divers (acides lactique, butyrique, propionique, acétique, succinique) dont une partie est absorbée et utilisée dans le métabolisme.
- Les protéines subissent un processus de *putréfaction*. En fonction de leur structure complexe, elles donnent naissance à des produits beaucoup plus variés : ammoniac, amines, phénol, indole, scatole, hydrogène sulfuré. La putréfaction (contrairement au processus de fermentation) engendre des produits basiques. Les produits de putréfaction sont, au contraire, presque tous plus ou moins toxiques (ptomaïnes et leucomaïnes).

Synthèse des produits toxiques, à partir des acides aminés, par les enzymes bactériennes de la flore de putréfaction

À partir de ces protéines mal digérées, beaucoup d'acides aminés subissent une décarboxylation qui produit les amines toxiques :

$$\begin{array}{c} H \\ | \\ R - C - NH_2 \\ | \\ COOH \end{array} \quad \xrightarrow{\text{(décarboxylase bactérienne)}} \quad \underset{\text{ptomaïne}}{RCH_2NH_2} + C0_2$$

L'histidine se transforme	en histamine ;
La tyrosine	en tyramine ;
La lysine	en cadavérine ;
L'ornithine	en putrescine ;
L'arginine	en agmatine ;
La cystine (cystéine)	en mercaptan ;
Le tryptophane	en indole et scatole.

Beaucoup de ces amines sont de puissants vasoconstricteurs ; l'indole et le scatole (méthylindole) sont les substances principalement responsables de l'odeur des selles.

Physiologiquement, il existe un véritable antagonisme entre les ***fermentations*** et les ***putréfactions***. Alors que les bactéries de fermentation s'accommodent bien d'un milieu acide, celles de putréfaction ne supportent pas ces conditions ou, tout au moins, se développent mal dans un tel milieu.

Aussi longtemps que les fermentations acides restent actives dans l'intestin, les putréfactions ne se produisent pas, ou seulement d'une façon insignifiante. Normalement, les fermentations acides débutent dans la seconde partie de l'intestin grêle, s'accumulent dans la partie terminale et atteignent leur intensité maximale dans le cæcum.

Les acides organiques formés sont partiellement neutralisés par les sécrétions alcalines de la muqueuse. Une partie d'entre eux est absorbée et utilisée par l'organisme. À l'état normal, le contenu du cæcum reste donc acide et les germes de putréfaction ne se développent pas.

Si presque tous les glucides de la ration alimentaire ont été digérés et absorbés avant que le contenu intestinal ne parvienne au cæcum, les putréfactions deviennent vite prépondérantes. Cet inconvénient est facilement évitable. Il suffit que la ration alimentaire comprenne des aliments riches en glucides protégés par des enveloppes cellulosiques (céréales). Les fruits et les légumes, en particulier les carottes, les pommes et la caroube, permettent aussi de lutter efficacement contre les putréfactions.

Lorsque la masse fécale en voie de formation quitte le cæcum et le côlon ascendant, son pH voisin de la neutralité et elle ne contient presque plus de glucides utilisables par la flore intestinale de l'homme. Les microbes des fermentations meurent donc progressivement et laissent se développer ceux de la putréfaction. La masse fécale devient alors alcaline.

Les putréfactions se développent non seulement aux dépens des résidus des protéines alimentaires, mais aussi et surtout aux dépens des protéines issues des sécrétions et des desquamations de la muqueuse intestinale, ainsi que des cadavres bactériens. Des acides aminés sont d'abord libérés, puis deux processus bien connus entrent en jeu pour la formation des produits de la putréfaction : la *décarboxylation* et la *désamination*.

La décarboxylation des acides aminés donne naissance à des amines : ornithine, lysine, tyrosine, histidine... qui engendrent respectivement la putrescine, la cadavérine, la tyramine, l'histamine... Naissent également le mercaptan, l'hydrogène sulfuré, l'ammoniac, le scatole et l'indole.

Les produits de la putréfaction sont tous plus ou moins toxiques. La fraction absorbée par la muqueuse intestinale arrive directement au foie par la veine porte. Par ses actions chimiques, le foie est capable de transformer les substances toxiques d'origine intestinale. Il oxyde l'indole en indoxyles (indoxyle-sulfate et indoxyle-gluconate) et le scatole en phénol (phénol-sulfate et phénol-gluconate). Ces substances conjuguées sont dénuées de toxicité et éliminées par l'urine. Leur dosage urinaire est un moyen d'estimer l'intensité des putréfactions intestinales.

La plupart des thérapeutes qui s'occupent des pathologies gastro-intestinales sont étonnamment mal informés de l'effet, sur l'organisme, de la prise d'acide chlorhydriqueprescrit pour lutter contre une carence d'acides stomacaux ou, au contraire, de la prise de bases pour lutter contre l'hyperacidité gastrique (en cas de pyrosis, par exemple). Il est en effet classique de recommander à un patient la prise d'acide chlorhydrique (avec ou sans pepsine) sous forme de pilules si on suspecte une insuffisance en acide gastrique. Ce qui peut paraître logique est pourtant une erreur sur le plan physiologique. De tels patients n'ont pas besoin d'un supplément en acide chlorhydrique pour aller mieux, mais, au contraire, d'un mélange alcalin.

Ce n'est pas notre estomac, mais notre intestin qui est l'organe digestif, et l'administration d'acide chlorhydrique affaiblit son activité, car les sucs digestifs intestinaux, contrairement à ceux de l'estomac, nécessitent un environnement alcalin. Ainsi, un mélange de sels alcalins stimule et renforce l'activité de la digestion intestinale alors qu'un apport d'acide l'affaiblit.

FERMENTATION / PUTRÉFACTION

GLUCIDES

▼

FERMENTATION
ENGENDRE DES PRODUITS ACIDES

▼

CO_2

ACIDES ORGANIQUES
- Acide lactique
- Acide butyrique
- Acide propionique
- Acide acétique
- Acide succinique

(réabsorbés et réutilisés dans le métabolisme)

PROTÉINES

▼

PUTRÉFACTION
ENGENDRE DES PRODUITS ALCALINS

▼

Désamination
- Ornithine
- Lysine
- Tyrosine
- Histidine

Décarboxylation
(décarboxylase bactérienne)

Promaïnes toxiques
- Putrescine
- Cadavérine
- Tyramine
- Histamine

\+

Corps aromatiques
- Mercaptan
- Ammoniac
- H_2S
- Phénols
- Indole
- Scatole

▼

Veine porte

▼

FOIE
Oxydation et conjugaison

Indoxyle-sulfate
Indoxyle-gluconate ◀ Indoxyle ◀ INDOLE

Phénol-sulfate
Phénol-gluconate ◀ Phénol ◀ BENZÈNE

▼

URINES

Les sécrétions de l'estomac et du pancréas

Physiologiquement, la sécrétion acide de l'estomac provient des cellules de l'épithélium et se fait à partir du sodium et du chlore sanguin.

Chimiquement, pendant ce processus, une quantité équivalente de bicarbonates ($NaHCO_3$) est obligatoirement synthétisée :

- Le radical Cl^- du sel ($NaCl$) est hydrogéné pour produire l'acide chlorhydrique.
- Le résidu Na^+ se combine alors avec l'acide carbonique et l'eau pour former le bicarbonate de soude ($NaHCO_3$).

$$NaCl + H_2O + CO_2 \Rightarrow HCl + NaHCO_3$$

Les deux produits ainsi formés sont d'importance égale pour l'organisme, mais la base est plus importante pour le processus digestif simplement à cause de la longueur de l'intestin et se trouve ainsi privilégiée.

Alors que l'acide chlorhydrique est évacué dans la lumière gastrique, le sel basique formé est emmené par voie sanguine vers les organes sécrétoires qui ont besoin de base pour produire leurs sécrétions digestives :

- le foie ;
- le pancréas ;
- les glandes intestinales (glandes de Lieberkühn et de Brunner).

Il faut voir les cellules sécrétoires de l'estomac comme celles qui synthétisent préférentiellement les sels basiques nécessaires aux organes digestifs pour produire leurs sécrétions. L'acide chlorhydrique étant sécrété comme un sous-produit de cette synthèse, il est éliminé dans l'estomac.

Il est curieux de constater qu'en cas d'ablation de l'estomac, les troubles digestifs qui en découlent sont dus à une carence de production de sels basiques plutôt qu'à un manque de synthèse d'acide chlorhydrique.

C'est parce que la sécrétion stomacale est acide que la sécrétion pancréatique peut avoir un pH aussi alcalin.

En faisant appel à des notions d'énergétique, on peut dire que, sur le plan fonctionnel, l'estomac est au pancréas ce que la vésicule est au foie et ce que la vessie est au rein.

Ainsi, en prescrivant un acide digestif par la bouche, on ralentit la production normale des cellules sécrétoires de l'estomac et on prive les organes alcalo-sécrétoires du tube digestif d'un apport adéquat en sels basiques.

Les aspects pratiques

Si le milieu alimentaire est trop acide au niveau du duodénum, la digestion des graisses, et surtout des protéines, reste incomplète. Leur décomposition se produit alors dans l'intestin grêle et dans le côlon, donc trop tard. Dans ce cas, le processus de putréfaction domine sur le processus normal de fermentation et il en résulte constipation et auto-intoxication par les ptomaïnes.

De même, si l'alimentation est trop pauvre en sucres lents et que presque tous les glucides de l'alimentation sont digérés et absorbés avant le cæcum, le processus de fermentation de protection diminue au niveau du côlon et celui de putréfaction devient prépondérant.

On voit ici une première indication de l'emploi des sels alcalinisants qui stimuleront la sécrétion physiologique de l'estomac. Ainsi, les sécrétions alcalines du duodénum et de ses glandes se trouveront directement augmentées à partir du mécanisme sécrétoire gastrique (voir schéma ci-contre).

L'utilisation des sels alcalinisants sera détaillée au chapitre XI. Mais pour éviter les phénomènes de putréfaction, une correction de l'alimentation est également essentielle.

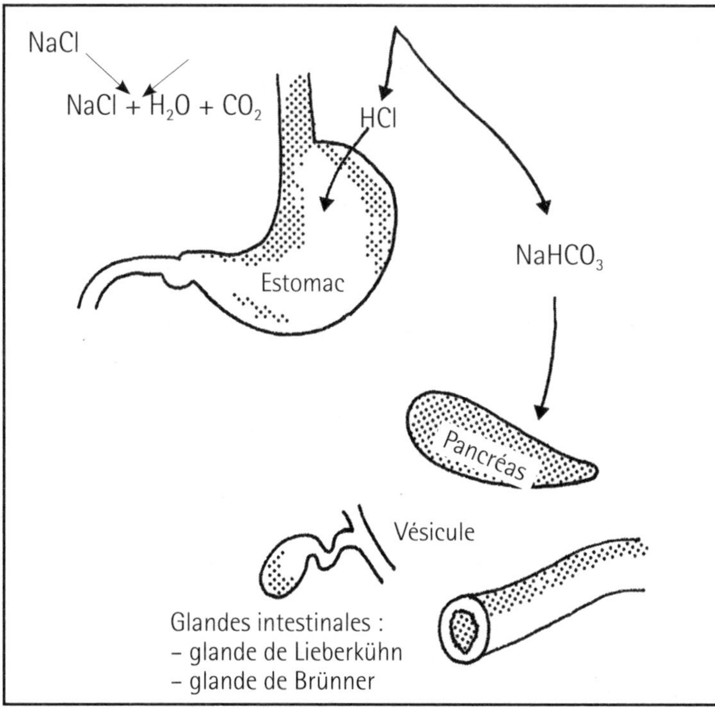
NaCl
NaCl + H_2O + CO_2
HCl
Estomac
$NaHCO_3$
Pancréas
Vésicule
Glandes intestinales :
– glande de Lieberkühn
– glande de Brünner

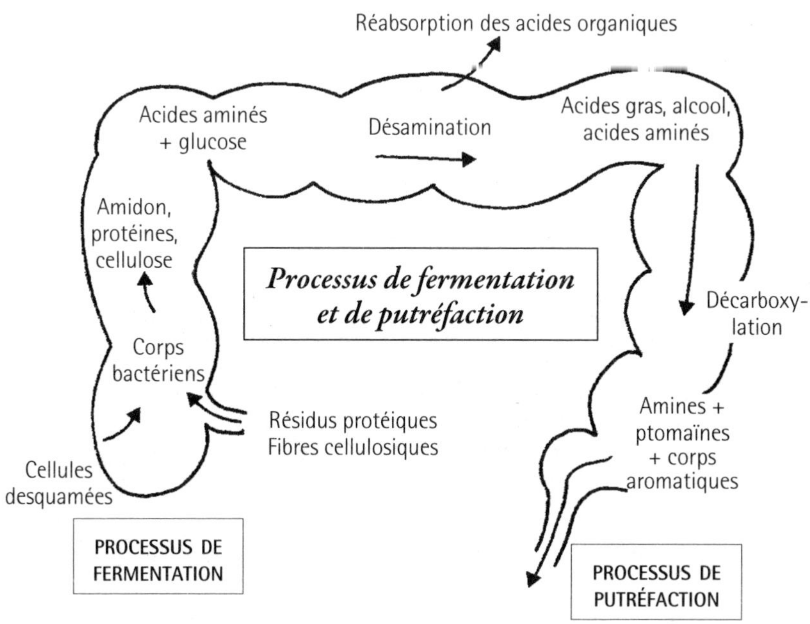
Réabsorption des acides organiques
Acides aminés + glucose
Désamination
Acides gras, alcool, acides aminés
Amidon, protéines, cellulose
Processus de fermentation et de putréfaction
Décarboxy-lation
Corps bactériens
Amines + ptomaïnes + corps aromatiques
Résidus protéiques
Fibres cellulosiques
Cellules desquamées
PROCESSUS DE FERMENTATION
PROCESSUS DE PUTRÉFACTION

1 • Tout d'abord, il faut éviter la consommation abusive de sucre blanc qui favorise la prolifération bactérienne au niveau de l'intestin, en particulier une flore colibacillaire génératrice d'acide oxalique.

2 • Il faut également éviter la consommation excessive de viande, principale responsable des putréfactions intestinales.

3 • La mastication est l'une des phases majeures du processus digestif. Elle permet de bien débuter la digestion, surtout celle des protéines. Si les protéines carnées ne sont pas correctement mastiquées, leurs restes non digérés fournissent un milieu de culture à la flore de putréfaction qui se développe trop.

4 • La consommation de sucres lents et de fibres végétales constitue un excellent moyen de lutter contre les phénomènes de putréfaction intestinale. Ainsi, la consommation de céréales complètes, peu riches en gluten et en quantités raisonnables, de fruits (surtout les pommes) et de légumes (les carottes et la caroube) constitue un moyen efficace pour lutter contre les phénomènes de putréfaction dans l'intestin.

Les corps aromatiques qui sont responsables de l'odeur nauséabonde des selles sont le reflet direct de l'importance des phénomènes de putréfaction au niveau du côlon. Ceux-ci donnent naissance à des ptomaïnes toxiques. Le foie les neutralise en les conjuguant, mais lorsqu'elles sont produites en abondance, il est surchargé de travail et rapidement dépassé. Elles passent alors dans la circulation à l'état non conjugué. La langue prend cet aspect chargé qui témoigne de l'état critique des fonctions hépatiques.

5 • Lorsqu'on constate que la langue est chargée (surtout le matin) et que les selles ont une mauvaise odeur, la pratique de lavements rectaux de deux litres permet d'évacuer rapidement la flore intestinale pathogène et de libérer le foie[1].

6 • Il convient également d'alléger le repas du soir, ce qui soulage l'activité nocturne de détoxification du foie et permet une élimination efficace de la surcharge toxinique.

Voir à ce propos : Dr Georges Monnier, *La santé par l'hygiène intestinale* – Association médicale Kousmine, *La méthode Kousmine* – Christopher Vasey, *Manuel de détoxication,* Éd. Jouvence.

II

L'équilibre acido-basique du sang

Il est remarquable de constater que, malgré les à-coups de l'alimentation, le pH sanguin reste stable entre 7,36 et 7,42, soit en moyenne : **7,39**. Il en est de même pour celui des sécrétions physiologiques tels la sueur, les larmes, l'humeur aqueuse, le liquide céphalo-rachidien, la lymphe* et le liquide péritonéal*, qui subissent des variations très faibles.

Pour faire face aux variations acido-basiques liées à l'alimentation, l'organisme dispose, au niveau du sang, d'un certain nombre de moyens qu'on appelle les tampons plasmatiques et globulaires, qui regroupent six systèmes de tampons.

Le tissu sanguin est le plus protégé des tissus en ce qui concerne les variations de son pH. Ses six systèmes efficaces et bien organisés lui sont indispensables, car le pH sanguin ne peut varier que dans de faibles limites sans qu'il se produise de graves troubles du métabolisme et de la conscience.

En dehors des limites normales, mais extrêmement réduites, du pH physiologique, la vie n'est plus concevable. Ainsi, lorsque le sang atteint un pH de 6,95, nous entrons dans un état de coma, le muscle cardiaque s'arrête et la mort s'ensuit. C'est le cas, par exemple, du diabète grave. En revanche, lorsque le pH atteint une valeur de 7,7, on devient très irritable et, à l'extrême, des crises de tétanie, des convulsions pouvant aller jusqu'à la mort, peuvent survenir.

À cause de son caractère particulier de fluidité, le tissu sanguin, en perpétuel mouvement, s'adapte presque immédiatement aux variations de son équilibre biologique en général et de son équilibre acido-basique en particulier.

Curieusement, le tissu sanguin retiendra donc peu notre attention en ce qui concerne notre sujet. Nous savons qu'il est bien protégé et que les variations de son pH ne peuvent être que très faibles. C'est une nécessité biologique. Or, par le fait même de sa fluidité, le sang est un médium, un solvant et un transporteur. Il se comportera donc comme un agent de liaison entre les organes et les tissus, sans être impliqué de manière importante dans les variations de sa composition.

Il faut ici évoquer les travaux de l'ingénieur Louis-Claude Vincent. Il s'est consacré aux variations du pH sanguin, à sa résistivité et à son potentiel oxydo-réducteur. Il en a conclu que, dans un état de santé idéal, le pH sanguin tendait vers des valeurs plus acides. Ce processus sera exposé plus loin.

Les tampons plasmatiques

1 • Le système phosphates bimétalliques/monométalliques

Ce système est peu efficace au pH physiologique. Il est corrélé à ce que l'on appelle le « pouvoir tampon de l'os » : le phosphate de calcium (hydroxyapatite). Celui-ci, normalement insoluble à pH physiologique, se solubilise si le pH baisse (tend vers l'acidose sanguine). Ainsi, le phosphate et le calcium passent dans le sang. Ils contribuent ainsi à compenser la réserve alcaline disponible pour lutter contre l'acidose sanguine, mais sont alors responsables d'une déminéralisation de l'os par fuite de calcium et de phosphates.

Ce système n'est donc pas sollicité à pH sanguin normal. Mais, le processus de déminéralisation osseuse qui survient à la ménopause n'y est peut-être pas étranger. Il se peut, en effet, que le pK* du système tampon des phosphates soit hormono-dépendant et que, à la période de l'arrêt de la fonction hypophyso-ovarienne, il devienne plus actif, alors qu'il était comme en sommeil pendant la période d'activité hormonale.

Remarquons dès maintenant l'importance qu'il y a de veiller à un équilibre acido-basique judicieux dès la ménopause. Grâce à de simples règles hygiéno-diététiques exposées plus loin, il sera alors facile de donner un contrepoids efficace à ce courant de déminéralisation qui survient à cette période.

2 • Le système acide carbonique/bicarbonates

C'est le plus important et le plus efficace. Son fonctionnement est simple.

La liaison d'un acide faible (CO_3H_2) et d'un sel d'une base forte (NaCl) donne une liaison faible. Cette liaison faible permet de libérer un anion disponible :

$$CO_3H^- + Na^+$$

L'arrivée d'un acide fort forme un sel stable et un acide fixe :

$$CO_3H^- Na^+ + HCl \Rightarrow CO_3H_2 + NaCl$$

3 • Le système des acides organiques faibles

Les groupements carboxyliques libres des acides aspartiques et acides glutamiques peuvent passer sous forme dissociée.

$$R - COO^- + H^+ \Rightarrow R - COOH$$

(En cas d'acidose, l'équilibre de la réaction se déplace vers la droite.)

4 • Le système protéines/protéinates

Les protéines plasmatiques se comportent comme des polyanions :

$$R - Na^{-} + H^{+} \Rightarrow RH + Na$$

Les tampons globulaires

5 • Le système hémoglobine/hémoglobinate

La formation de la carbohémoglobine (qui libère un ion H+ : hémoglobine réduite) se comporte comme un acide faible :

$$Hb - NH_2 + CO_2 \Rightarrow Hb - NH - COO^{-} + H^{+}$$

6 • Le système oxyhémoglobine/oxyhémoglobinate

L'oxyhémoglobine (hémoglobine oxydée) qui se trouve à l'état d'anion à pH normal se comporte comme un acide plus fort que l'hémoglobine réduite :

$$Hb(O_2)_2 + 2O_2 \Leftrightarrow Hb(O_2)_4$$

Il existe donc six systèmes tampons pour maintenir un équilibre acido-basique au niveau du sang. (Le sang a un pH constant de 7,39.)

Les tampons plasmatiques :

(1) • Phosphates bimétalliques/ phosphates monométalliques :	PO_4H^{-} / PO_4H_2
(2) • Acide carbonique / bicarbonates :	CO_3H^{-} / CO_3H_2
(3) • Acides organiques faibles :	$RCOO^{-}$ / RCOOH
(4) • Protéines / protéinates :	$Prot^{-}$ / ProtH

Les tampons globulaires :

(5) • Hémoglobine / hémoglobinate :	Hb^{-} / HbH
(6) • Oxyhémoglobine / oxyhémoglobinate :	HbO^{-} / HbO_2

En fait, les systèmes qui veillent à un bon équilibre acido-basique du sang fonctionnent sur un même modèle. Le processus est toujours le même :

Un acide faible dissocié sous forme d'anion R^- est disponible pour fixer un ion H^+. En cas d'acidose, il y a un déplacement de la réaction vers une forme non-dissociée où l'ion H^+ est fixé à la molécule.

Cette dissociation est variable en fonction du pK.

La capacité et l'efficacité du système tampon sont l'intervalle de pH pour lequel la molécule concernée se trouve sous forme ionisée dans la solution, donc disponible.

Par exemple, pour le système carbonates/acide carbonique, dont le pK = 6,1, la capacité tampon se situe pour un pH entre 5,1 et 7,1.

Ainsi, chaque système a un pK propre, c'est-à-dire qu'il est hiérarchisé, qu'il n'intervient que pour une valeur donnée du pH. Les différents systèmes sont successivement et « cumulativement » sollicités pour pallier les variations éventuelles du pH sanguin.

III

Les reins et les poumons, deux organes éliminateurs des déchets acides

L'organisme de l'homme possède deux organes essentiels qui lui permettent de se débarrasser des déchets acides résultant de son fonctionnement. Ce sont **les reins et les poumons.** Chacun est spécialisé dans l'élimination d'un type particulier d'acide, car la structure chimique des acides est différente en fonction du type de nourriture dont ils sont issus.

Certains acides sont difficiles à éliminer et c'est le **rein** qui s'en charge. Ce travail est long et ardu, mais le rein est adapté à cette fonction. Son activité est pourtant limitée en quantité ; il ne peut dépasser une certaine capacité d'élimination acide. Il faut donc éviter de le surcharger.

D'autres acides sont plus faciles à éliminer, car ils se transforment en une substance qui a la propriété de s'évaporer, de se diluer dans l'air. Cette forme d'élimination est réservée aux **poumons.** C'est un travail beaucoup plus facile que le précédent, qui est couplé avec la respiration et s'effectue sans effort.

De plus, le poumon peut aisément adapter sa capacité d'élimination en fonction des besoins de l'organisme.

Il est important de comprendre ces deux mécanismes, car c'est une clé essentielle sur le plan pratique.

Régulation physiologique de l'équilibre acido-basique

Les acides provenant du catabolisme protidique produisent, si le catabolisme aboutit aux produits terminaux aptes à être éliminés, deux types d'acides.

Les acides « volatils »

Par les poumons sont excrétés des acides dits « volatils », provenant surtout de la dégradation des protéines végétales, aboutissant à des acides organiques faibles qui sont dissous à l'état libre sous forme d'anions.

Les acides citrique, oxalique, pyruvique, acétylacétique, béta-hydroxybutyrique se transforment en **acide carbonique** qui est éliminé sous forme de gaz carbonique. Cette élimination correspond à 13 000-15 000 nmol H^+/jour.

L'adaptation est rapide, par augmentation de la fréquence et de l'amplitude respiratoires, qui permettent une élimination de CO_2, donc une action directe sur le rapport acide. Le contrôle en est central et réagit à la concentration en ions H^+ et en acide carbonique du sang.

Les acides fixes « non volatils »

Provenant surtout de la dégradation des protéines animales, ils aboutissent à des acides minéraux forts qui sont éliminés par les reins.

Le rein est le seul organe capable d'éliminer les ions H^+ liés à des anions non-volatils.

- les acides aminés aboutissent à l'**acide urique** ;
- les acides aminés soufrés des protéines (méthionine, cystine, cystéine) donnent l'**acide sulfurique** ;

- les acides nucléiques, les phospholipides, les phosphoprotéines (caséine, albumine) donnent l'**acide phosphorique.**

Cette élimination correspond à 100 nmol H^+/jour.

L'adaptation est lente. Le rein est susceptible d'éliminer également certains acides organiques faibles circulant sous forme libre, mais son plus gros travail est l'élimination des acides non volatils.

Il est intéressant de noter que l'organisme possède deux systèmes physiologiques éliminateurs des excès d'acides. Ces deux systèmes sont sélectifs :

- l'un d'eux est orienté vers l'élimination des acides faibles ; il est adaptable,
- l'autre est capable d'éliminer les acides forts, mais sa capacité est limitée.

ACIDES « VOLATILS »
acides organiques

⇨ **acide carbonique**
(anhydrase carbonique)
⇨ gaz carbonique
⇨ **Élimination de 13 000 à 15 000 nmol H^+ par jour**

POUMONS

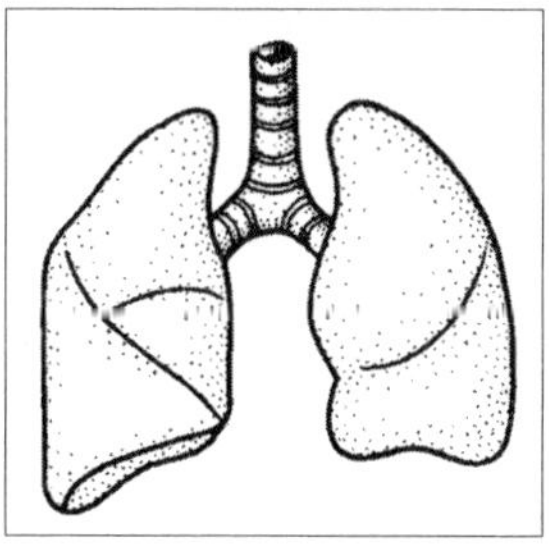

ACIDES FIXES « NON-VOLATILS »

- Acides aminés

⇨ **acide urique**

- Acides aminés soufrés des protéines : (méthionine, cystine, cystéine)

⇨ **acide sulfurique**

- Acides nucléiques, phospholipides, phosphoprotéines : (caséine, albumine)

⇨ **acide phosphorique**
⇨ **Élimination de 100 nmol H^+ par jour**

REINS

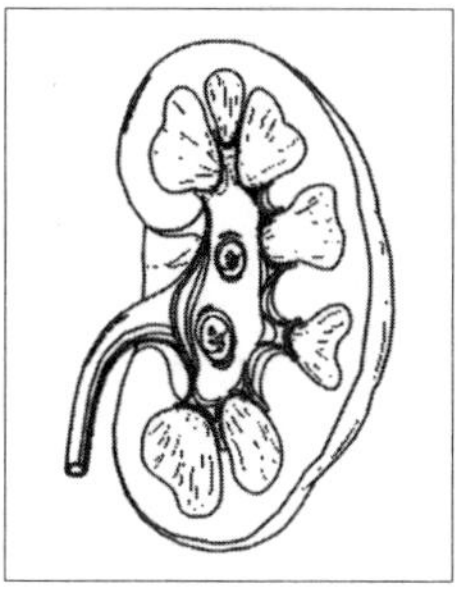

Les conséquences pratiques

Il est aisé de comprendre qu'une nourriture carnée sera plus acidifiante qu'un régime végétarien et qu'elle fournira plus de protéines dont le catabolisme nécessitera le travail des reins. Une alimentation à tendance désacidifiante et équilibrée comportera donc surtout des légumes, crudités, céréales, légumineuses et fruits.

C'est au repas du soir qu'il faudra exclure, dans la mesure du possible, les protéines animales (fromage, œuf, viande, poisson, charcuterie, lait et laitages...) pour ne pas surcharger les reins dans leur travail nocturne d'élimination acide. Il conviendra également que le repas du soir soit léger, afin que le processus digestif soit terminé au moment du sommeil. Le foie sera ainsi disponible pour aider le travail des reins au cours de la nuit.

IV

L'influence de l'activité de l'âme (une vision élargie)

Si l'on peut définir l'équilibre acido-basique de l'organisme par la manière dont celui-ci gère l'ion H+ ou celle dont l'organisme élimine les déchets du catabolisme des protéines, il est aussi vrai de dire que l'équilibre acido-basique est le reflet au niveau du corps physique du résultat de l'interaction entre le corps éthérique et le corps astral.

Cet aspect, qui nécessite un développement, requiert auparavant d'accepter comme hypothèse de travail la notion de différents corps constitutifs de l'être humain et d'en donner une définition. On peut, en effet, envisager l'homme comme constitué de différents corps, allant au-delà du corps du simple organisme physique directement accessible par nos sens. C'est celui que nous pouvons peser et qui a été si remarquablement étudié jusqu'ici par la science du monde physique. Édifié à partir des substances terrestres, il sera restitué au monde minéral après la mort sous forme de cadavre inerte. Mais, on peut aussi considérer qu'il existe trois autres constituants qui ne sont pas directement accessibles à nos sens, mais qui peuvent néanmoins se manifester à eux de manière indirecte, par le reflet de leur activité.

Le second corps s'appelle le corps éthérique. C'est un corps de forces de vie qui agit directement sur les constituants du corps physique et les organise. Il est commun aux plantes, à l'animal et à l'homme. Son activité se manifeste dans toutes les fonctions vitales de l'organisme : croissance, reproduction, nutrition, cicatrisation. La vie émane du corps éthérique qui pénètre le corps physique et qui permet son entretien. Pendant toute la vie, ce corps de vie s'oppose à la dégradation du corps physique. Il est également le support de la mémoire, des habitudes, des penchants, des prédilections et du tempérament. Pour la plante, c'est la mémoire de sa forme, pour l'animal, c'est la mémoire de son instinct.

Le corps astral est le troisième élément constituant de l'organisation humaine. C'est ce que l'on appelle plus communément l'âme, ou le corps de sensation. Il est porteur de nos instincts, nos passions, nos désirs, nos envies, nos pulsions, nos sympathies, nos antipathies. Nous serions sans lui, telle la plante, privés d'une conscience de veille, et de vie affective. À travers lui se perçoivent la douleur, la souffrance, le plaisir, la satisfaction. C'est également grâce à l'activité du corps astral que l'homme, comme l'animal sont capables de mobilité, d'animation, de mouvements permettant des déplacements. Quoi de plus naturel en effet que de manifester une attirance ou une répulsion qu'en s'approchant ou en s'éloignant de l'objet vis-à-vis duquel se déclenche un sentiment de sympathie ou d'antipathie. Quoi de plus mouvant également que nos états d'âme. On retrouve d'ailleurs la même racine étymologique dans *âme, animal, anima* et *animé*. Le corps astral interagit avec le corps éthérique, soit en le stimulant, soit en le freinant.

Enfin le quatrième élément propre à la nature humaine est le couple Moi/Je ou Ego/Soi, qui constitue cette dualité indivisible, appelée individualité, qui permet la conscience d'être. Ce dernier élément donne à l'être humain la possibilité d'exercer sa volonté et sa pensée. Il permet le jugement, l'intellect, la conscience d'être, le jugement moral, le recul sur soi-même et ses actions. Il permet à chaque homme de vivre une biographie individuelle et une vie spirituelle.

Rappelons aussi que ces quatre éléments constitutifs ont besoin d'un support matériel pour s'exprimer. Ainsi, si le corps physique s'appuie sur le minéral, le terrestre ; le corps éthérique a besoin, pour ses fonctions vitales, de l'eau ; le corps astral a pour support l'air ; et le moi ne peut se manifester sans la chaleur.

Ainsi, l'homme possède, en commun avec le règne minéral, son corps physique, avec le règne végétal, son corps éthérique, avec le règne animal, son corps astral, mais il est le seul à posséder un moi individualisé. À partir de cette quadruple organisation, si un seul de ces éléments cesse de s'articuler harmonieusement avec les trois autres, que ce soit par insuffisance ou par excès d'activité, la maladie fait son apparition.

Les processus vitaux, gouvernés par le corps éthérique, présentent dans leur chimisme une réaction légèrement alcaline. Ce sont principalement des phénomènes d'anabolisme. Les processus gouvernés par le corps astral ont une polarité inverse, celle du catabolisme (auxquels sont liés les phénomènes de conscience et du mouvement) tendant à provoquer une réaction acide. Alors que dans le domaine ou l'activité du corps éthérique prévaut, c'est la tendance alcaline qui prédomine et c'est l'inverse qui se produit quand l'intervention du corps astral est plus marquée. On peut donc comprendre l'équilibre acido-basique comme les rapports entre le corps éthérique et le corps astral, comme le résultat de l'action constante et soutenue du corps astral dans l'organisme hydrique.

Sur le plan des apports alimentaires, on comprend que les substances du monde végétal (fruits et légumes, en particulier), provenant directement du monde éthérique, ont une action alcalinisante sur l'organisme, alors que les produits animaux sont acidifiants. Les céréales consommées en excès ont également une action acidifiante, car ce sont les graines des plantes, provenant de leur partie florale proche du monde astral des insectes et des oiseaux.

Or, le poumon et le rein qui, comme nous l'avons vu, participent activement à l'élimination des déchets métaboliques acides, relèvent, comme le système nerveux, du champ d'action du corps astral. Cette unité fonctionnelle qui lie ces trois organes va nous aider à comprendre le rapport qui existe entre l'équilibre acido-basique et l'activité consciente.

L'activité du corps astral est différente selon qu'elle agit sur le pôle neuro-sensoriel ou sur le pôle métabolique de l'homme.

- Au niveau de notre tête, le corps éthérique est peu actif, laissant une large place à l'activité du corps astral. Celui-ci y a donc, principalement, une action de morphogénèse et il favorise l'état de veille. Au niveau du système nerveux, les processus de mort, de destruction, de catabolisme dominent, et l'état de veille entraîne l'acidose et la fatigue. Ainsi, de par l'action du corps astral sur les organes des sens et le système nerveux, naît la conscience du monde extérieur.
- Au niveau de notre système métabolique, le corps éthérique est très actif et le corps astral agit à ce niveau selon un mode entièrement opposé à celui qui est le sien dans le système neuro-sensoriel. Il stimule ici l'activité du corps éthérique et permet à celui-ci d'intensifier sa fonction. Il ne doit cependant pas, dans ce domaine avoir une activité qui dépasse sa mesure et qui l'amènerait à agir directement sur le corps physique comme il le fait au niveau du pôle supérieur. Mais son activité appropriée permet au corps

éthérique d'amener à un niveau supérieur, et grâce au foie, les substances provenant de l'alimentation une fois qu'elles ont été déconstruites dans le tube digestif. Alors, le corps astral peut organiser ces substances livrées par le corps éthérique pour entretenir le corps physique. Sur le plan de l'anatomie énergétique, c'est le rein qui sert de relais à l'activité du corps astral dans le domaine du pôle des échanges, pôle dit métabolique. Ainsi, grâce au rayonnement rénal, le corps astral a, au niveau métabolique, une action anabolique qui est contraire à celle qu'il a naturellement au niveau du pôle neuro-sensoriel.

Ainsi, la conscience humaine n'est possible que s'il y a, à l'opposé, des forces de vie et d'anabolisme. Les forces de mort et de catabolisme, qui sont l'apanage de la zone tête, sont des forces qui s'opposent aux premières de telle sorte que lorsque les unes augmentent, les autres diminuent. Entre ces deux zones de forces se situe le rythme circulatoire et respiratoire.

Comme nous l'avons vu au chapitre précédent, c'est surtout sous la forme d'acide urique que l'organisme élimine la plus grande partie de ses ions H^+. L'acide urique apparaît donc, chez l'homme, comme l'étape finale du catabolisme des purines (acides aminés) ; l'urée étant le produit final du métabolisme des protides. Les oiseaux, les reptiles et les insectes éliminent l'acide urique comme unique produit final de l'ensemble de leur métabolisme protidique. C'est leur unique déchet azoté qui peut être éliminé sous forme semi-solide, avec perte d'eau minimale, car ces animaux n'excrètent pas d'urée. Ce fait est lié à l'absence de séparation entre les systèmes digestifs et rénaux.

Chez le chien, par exemple, l'acide urique est dégradé en allantoïne grâce à une enzyme hépatique : l'uricase. Chez ces animaux, la dégradation des purines aboutit à la formation d'urée, puis d'ammoniac et de gaz carbonique.

Chez l'homme et les mammifères supérieurs, l'acide urique est le principal produit de dégradation des purines, mais l'uricase permettant de cataboliser l'acide urique en allantoïne, plus facile à éliminer, leur fait défaut. L'homme doit donc éliminer à la fois l'urée et l'acide urique.

Sur le plan chimique, l'acide urique est une substance peu soluble qui tend à prendre spontanément une forme cristalline (contrairement à l'allantoïne et à l'urée). Dans le sang et dans le mésenchyme*, l'acide urique est toujours sur le point de précipiter et seule la nature colloïdale de ces tissus l'en empêche.

Lorsqu'on observe du sang frais au microscope à fond noir, on constate que certaines personnes ont des cristaux d'acide urique en plus ou moins grandes quantités, circulant librement entre les cellules sanguines. C'est la forme cristalline de l'acide urique qui est très réfringente et se voit facilement grâce à l'éclairage tangentiel du microscope à fond noir. On constate ainsi, au cours de l'examen du sang frais, la présence des deux formes physiques de l'acide urique : une forme dissoute, invisible, mais dosable quantitativement par une analyse, et une forme solide, visible, qui n'est pas dosée car elle disparaît du sérum avec les globules lors de la centrifugation du prélèvement sanguin qui est systématiquement fait avant toute analyse. On pourrait dire que la forme dissoute est la forme sanguine, alors que la forme cristalline est la forme tissulaire en transit dans le courant sanguin vers le rein (voir illustrations ci-contre).

C'est dans cette faculté à précipiter, à passer à l'état cristallin, que réside le rôle particulier de l'acide urique pour l'homme. Il existe une relation entre la forme cristalline de l'acide urique dans le sang et le processus idéatoire. Les cristaux d'acide urique offrent, en quelque sorte, comme un support physique sur lequel s'appuie l'activité pensante, et on peut dire que plus il y a d'activité pensante, plus il y a d'acide urique cristallisé pour la permettre.

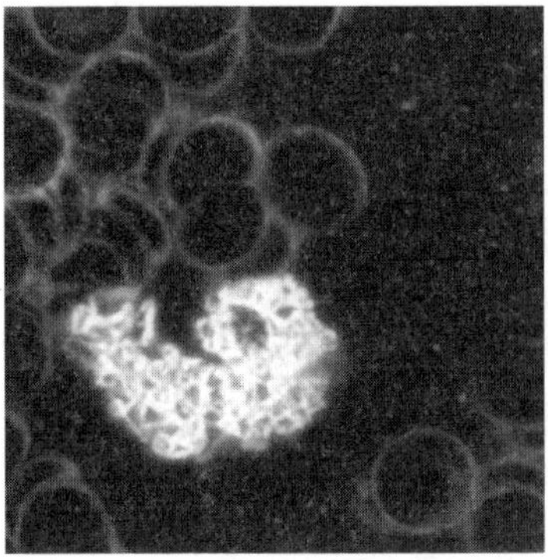

De multiples petits cristaux d'acide urique agglomérés ensemble

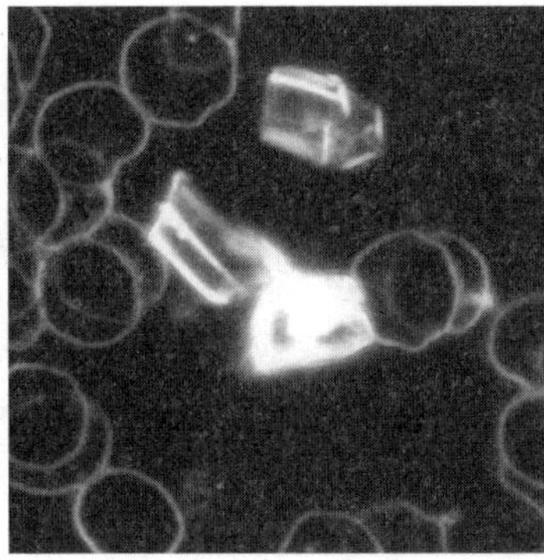

Trois gros cristaux d'acide urique entourés de globules rouges

Il y a une relation étroite entre la forme de l'acide urique et la conscience. On remarquera d'ailleurs que, sur le plan biochimique, la structure de l'acide urique est très proche de celle de la caféine, de la théophylline ou de la théobromine du cacao, contenues dans le chocolat. Ce sont des alcaloïdes ayant des propriétés diurétiques, analeptiques, et des stimulants intellectuels.

Nous verrons plus loin que les situations ou prédomine l'activité du corps astral, comme le stress, les situations conflictuelles et les contrariétés sont des causes majeures de l'acidification de l'organisme. En fait, chaque fois qu'il y a une situation de vie entraînant une prédominance des forces céphaliques neuro-sensorielles – reflets d'une intensification de l'activité consciente – il y aura une tendance, qui est une nécessité bio-physiologique, pour l'acide urique de passer de la forme dissoute à la forme cristalline. On peut aussi dire qu'il s'agit alors d'une tendance à l'acidose tissulaire. Nous avons besoin de l'acide urique sous sa forme cristalline pour penser, mais si cette activité pensante devient trop intense, alors nous « tombons malades ».

Ainsi, on peut dire que chaque fois qu'il y aura dans l'organisme une prédominance de l'activité astrale quelle qu'elle soit, mais en particulier lors de l'activité pensante intense, il y aura une tendance générale à la cristallisation et, donc, à l'acidification. D'un autre côté, lorsqu'il y aura dans l'organisme une prédominance de l'activité éthérique, par exemple pendant les phases de sommeil ou de méditation qui permettent un retrait de l'activité des forces astrales, il y aura une tendance générale à la dissolution et, donc, à l'alcalose.

Ainsi, la genèse de l'acidité apparaît comme une activité par laquelle la volonté humaine se manifeste. Inversement, l'immobilité passive engendre une ambiance alcaline. Avec le basique nous nous intériorisons, avec l'acidité, nous nous extériorisons.

V

L'acidité tissulaire : processus et conséquences

L'organisme se comporte comme un producteur d'acides. Si cette production n'aboutit pas aux formes éliminables, par manque de vitamines et de catalyseurs des enzymes propices au déroulement normal des catabolismes protéiques, il s'accumule des acides de désassimilation non éliminables tels quels.

Cette production acide est expulsée dans le tissu conjonctif, afin que le pH sanguin soit maintenu à sa valeur normale. Ils sont principalement fixés au niveau des fibres de collagène du mésenchyme.

Qu'est-ce que le mésenchyme ?

On appelle mésenchyme la structure tissulaire qui baigne les organes nobles, appelée également tissu de soutien. Il est constitué par :

- la **substance fondamentale** évaluée à 16-18 litres ;
- des **fibres** : fibres de collagène, fibres élastiques, fibres de réticuline ;
- des **cellules** de différentes lignées :

– cellules propres au tissu conjonctif : réticulocytes, adipocytes, mastocytes, histiocytes, fibrocytes,
– cellules précurseurs des lignées tissulaires : fibroblastes, ostéoblastes, chondroblastes, hémocytoblastes
– cellules plasmatiques : macrophages, lymphocytes ;
• des **capillaires* sanguins ;**
• des **fibres nerveuses végétatives.**

Son rôle de tissu de soutien est bien connu. Classiquement, les tissus de soutien entre les capillaires et les parenchymes nobles* permettent :
• une bonne respiration cellulaire ;
• une alimentation et une bonne hydratation des tissus nobles ;
• l'élimination des déchets du métabolisme cellulaire.

Mais son activité physiologique est beaucoup plus large. C'est un véritable système de communication dont la structure est **colloïdale**, pauvre en protéines, mais riche en mucopolysaccharides*. Les solutions colloïdales sont constituées par un liquide dans lequel des substances solides sont dispersées en granules dont la dimension peut varier entre deux dixièmes et deux millièmes de microns. Cet état très dispersé de la matière confère aux solutions colloïdales un ensemble de propriétés particulières. Parmi celles-ci existe la possibilité de passer, de manière réversible, de l'état de consistance physique appelé « sol* » à l'état de « gel* ». L'état sol (qui veut dire solution, donc un état liquide et fluide) est l'état normal de la solution colloïdale*. L'état gel (qui veut dire gélifié, plus dense, plus compact) est un état généralement passager qui correspond à une augmentation de la taille ou de la quantité des éléments solides (les micelles) contenus dans la solution.

Dans le cas du mésenchyme, l'état de sol correspond physiologiquement à un état inflammatoire latent (voir schéma page 52). Les réactions fondamentales, humorales ou neuro-végétatives qui s'y déroulent provoquent des phénomènes de polarisation ou de dépolarisation des micelles en suspension qui, en s'associant ou en se dissociant, varient leur taille. Ainsi se produit le passage de l'état sol à l'état gel et vice-versa.

La phase diurne d'assimilation

Pendant la journée, l'alimentation apporte à l'organisme les acides aminés, protéines, sucres, acides organiques et minéraux par le courant sanguin, et les graisses par le courant lymphatique. Le foie qui les reçoit trie, détoxique, stocke et distribue par l'intermédiaire de la circulation générale. Cette phase du métabolisme produit beaucoup d'acides qui sont :

- *soit rapidement éliminés* par la respiration pulmonaire, sous forme d'acide carbonique, en ce qui concerne les acides dits « volatils ». Cette élimination est adaptable en fréquence et en amplitude selon les besoins ;
- *soit éliminés plus lentement* par les reins dans les urines en ce qui concerne les acides dits « non-volatils ». Contrairement à la précédente, cette élimination est lente et très peu adaptable.

C'est donc au niveau du mésenchyme que, pour la grande majorité, l'excès d'acides minéraux est dévié, afin que le pH sanguin soit maintenu à une valeur constante. Ces acides se fixent sur les fibres de collagène. *Il y a donc, au cours de la journée, une tendance progressive à l'acidose tissulaire.* Cette tendance modifie peu à peu la structure colloïdale du tissu mésenchymateux* qui, sous l'effet de l'accumulation acide, prend peu à peu la forme d'un gel, c'est-à-dire tend à se solidifier.

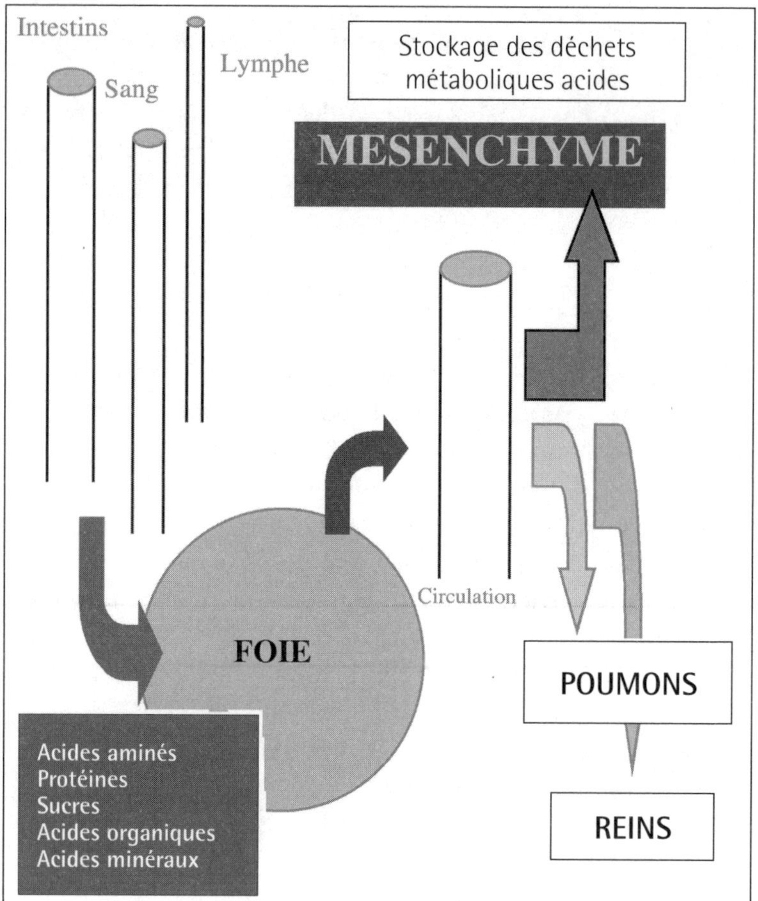

Phase diurne d'assimilation

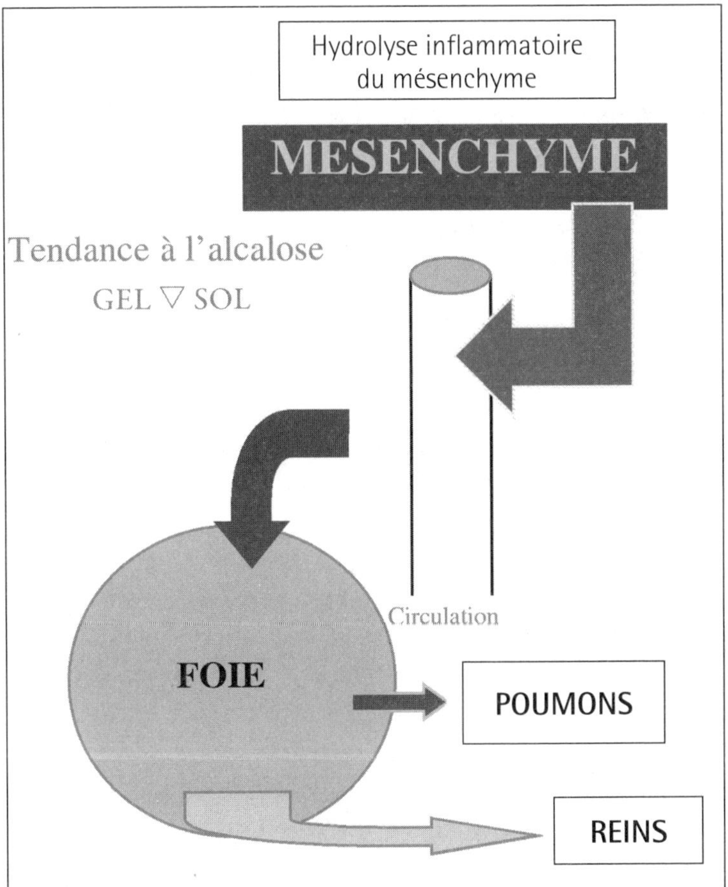

Phase nocturne d'assimilation

La phase nocturne d'élimination

Pendant la nuit, l'apport de matériaux en provenance de l'alimentation cesse. C'est une période de jeûne physiologique pendant laquelle l'organisme transforme son courant d'assimilation et de stockage en *un courant d'élimination et de nettoyage.* Comme pendant la phase diurne, le foie y participe. Mais son activité est couplée à celle du rein dans une dynamique d'élimination des déchets métaboliques acides accumulés dans les tissus mésenchymateux.

Le mésenchyme est alors le siège d'une **hydrolyse inflammatoire** qui, grâce à une activité enzymatique (hyaluronidase), libère les acides dans la circulation. Ceux-ci sont tamponnés par la réserve alcaline, afin d'être véhiculés vers les reins où ils sont éliminés par les urines. *Au cours de ce processus, le tissu mésenchymateux tend peu à peu vers un état plus alcalin* et sa structure colloïdale tend vers une forme plus liquide, un état de sol. Cela correspond à une sorte de petite guérison qui intervient chaque nuit.

Aspects pratiques

Il est donc important que le repas du soir soit pris tôt et qu'il ne soit pas trop lourd. Ainsi, sa digestion sera rapide et le foie, ayant terminé son processus digestif diurne d'assimilation, pourra mieux se consacrer au processus de nettoyage toxinique nocturne de l'organisme. Le sommeil sera paisible, sans cauchemars.

Dans le cas d'un repas du soir tardif, lourd, copieux et, de surcroît, arrosé d'alcool, comme c'est bien souvent le cas, une grande partie de l'activité du foie sera retenue par une activité digestive difficile, qui ne sera plus à sa place durant la nuit. Le sommeil sera d'abord lourd, puis entrecoupé de réveils entre

1 heure et 3 heures du matin, avec des cauchemars. Le processus de nettoyage nocturne sera incomplet et insuffisant. Le réveil du matin sera difficile, avec mauvaise haleine, mauvaise humeur et langue chargée.

L'inflammation, un processus de nettoyage

C'est par une réaction de type inflammatoire que le tissu mésenchymateux se libère de sa réserve d'acides. Le démarrage, l'induction de ce processus, est déclenché au niveau de l'adénohypophyse et, ensuite, régulé par l'activité des glandes surrénales. Cette phase inflammatoire est un processus curatif, indispensable au nettoyage du mésenchyme qui, sans elle, ne pourrait pas se dérouler.

Pendant la phase inflammatoire, le tissu mésenchymateux a tendance à la dissolution qui, grâce à l'enzyme hyaluronidase, rend disponibles les déchets métaboliques acides accumulés.

Le vieillissement prématuré

Ce mésenchyme peut donc être considéré comme le plus important système tampon de l'organisme. Sa structure physique particulière lui permet de se comporter comme une sorte d'éponge métabolique, une véritable « poubelle » qui stocke les déchets métaboliques acides que les émonctoires – le poumon et le rein – ne peuvent pas éliminer lorsqu'ils sont surchargés dans leurs capacités de travail.

S'ils ne sont pas rapidement remis en circulation et excrétés par les reins, ces déchets métaboliques s'accumulent année après année, et les tissus de soutien perdent peu à peu leur caractère colloïde sol pour devenir des gels. Ils se durcissent ensuite et ne sont plus capables d'assurer le rôle nutritionnel des parenchymes nobles. Il se produit progressivement un état de souffrance des organes avec anoxie, malnutrition cellulaire, auto-intoxication par ralentissement des éliminations des produits du catabolisme et mort cellulaire. C'est un processus de dégénérescence cellulaire et de sclérose.

C'est l'un des mécanismes de la sénescence.

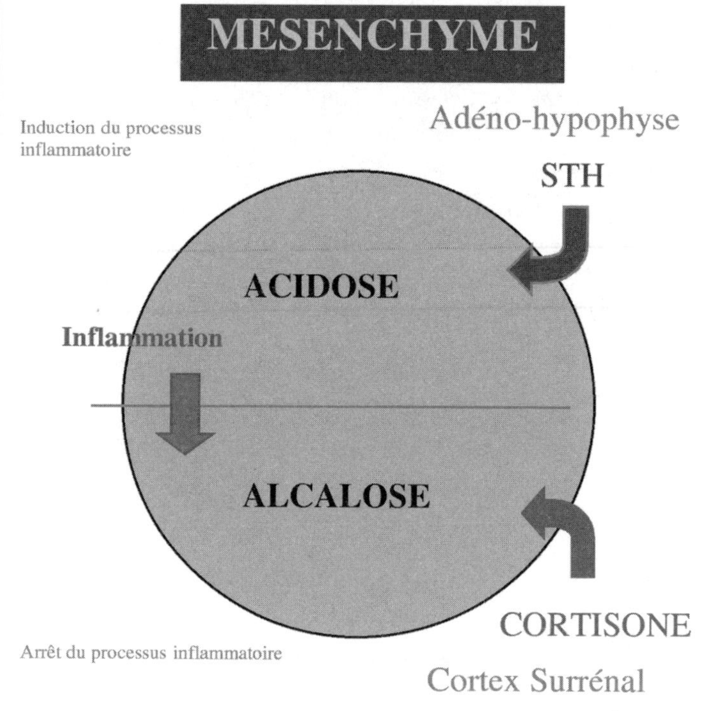

La sécrétion d'hormone somatotrope (STH) provoque une hydrolyse inflammatoire du mésenchyme. Puis l'ACTH, autre hormone adénohypophysaire, stimule la sécrétion de désoxycorlisone (minéralocorticoïde) par les glandes surrénales, ce qui active la tendance inflammatoire. Enfin, survient la sécrétion de cortisone (glucocorticoïde) qui freine et arrête le processus.

Alcalose tissulaire et acidose sanguine

Il existe souvent une grande confusion lorsqu'on parle d'équilibre acido-basique. Cela vient du fait que l'on confond sang et tissus !

Par ce qui est décrit précédemment, nous pouvons comprendre que ***lorsque le pH des tissus tend vers l'alcalose, le pH du sang tend vers l'acidose.*** Réciproquement, lorsque le pH des tissus mésenchymateux tend vers l'acidose, le pH du sang tend vers l'alcalose.

Les variations des valeurs du pH des tissus sont beaucoup plus amples que celles des valeurs du pH sanguin. Celui-ci est contraint de demeurer dans les mesures étroites compatibles avec la vie ; il est aidé en cela par les systèmes tampons et la réserve alcaline. Il existe donc, dans les tissus, un grand mouvement pendulaire fait d'une tendance alternativement orientée vers l'acidose, puis vers l'alcalose. De manière beaucoup moins marquée, il existe parallèlement le même mouvement orienté en sens inverse pour le sang.

Les travaux de Louis-Claude Vincent montrent que l'état de santé idéal correspond à des valeurs du pH sanguin tendant vers l'acidité. *Or, le pH sanguin tend vers des valeurs acides lorsque le pH du tissu mésenchymateux tend vers des valeurs alcalines.*

C'est pendant la période nocturne et matinale que ces conditions se réalisent de manière optimale. Lorsque nous sommes endormis, elle est la phase de nettoyage du tissu mésenchymateux qui correspond au maximum d'acidose sanguine. C'est une période de d'élimination qui correspond à un processus de guérison.

L'acidose tissulaire et les phénomènes douloureux

Au niveau du système nerveux autonome, l'acidose tissulaire chronique stimule, irrite le système sympathique (alors que les bases stimulent le nerf vague*). Un état où prédomine la sécrétion d'adrénaline sur la sécrétion de cortisone est ainsi provoqué. Si cet état s'installe de manière durable, les surrénales se fatiguent et la sécrétion de cortisone devient physiologiquement plus faible. La réponse générale de l'organisme sera préférentiellement de type adrénergique*.

C'est un état de stress permanent qui augmente les phénomènes douloureux (alors que les bases stimulent le nerf vague et ont un effet calmant) ; c'est-à-dire que le seuil de douleur est abaissé et la douleur est elle-même amplifiée.

Or, la prise régulière de drogues antalgiques, qui luttent contre la douleur en général, et surtout de morphinomimétiques (drogues dérivées de la morphine), acidifie encore l'organisme. Elles tendent à aggraver un terrain déjà propice à la douleur, appelant ainsi une nouvelle prise de médicament. Il se crée un véritable cercle vicieux « douleur-médicament ». Celui-ci lutte contre la douleur, mais favorise également un état métabolique qui l'entretient.

Par la correction de l'alimentation et la prise de poudres alcalinisantes, la correction de l'acidose tissulaire permet, en pratique, une prise minime d'antalgiques lorsque celle-ci reste nécessaire.

L'alcalose tissulaire

Les aliments alcalins contiennent des acides organiques qui sont rapidement dégradés en CO_2 et éliminés par les poumons. Il reste la réserve minérale qui alcalinise alors l'organisme.

Dans un état alcalin, la vagotonie* s'accompagne d'une sécrétion préférentielle de choline et d'insuline. On note :

- une baisse de la température ;
- une baisse de la pression artérielle ;
- une phase expiratoire de la respiration privilégiée (élimination de CO_2) ;
- la formule sanguine tend à la leucopénie ;
- la glycémie baisse ;
- le sommeil est de meilleure qualité ;
- la tendance aux inflammations est moindre ;
- le tissu adipeux et de soutien est moins important ;
- les amygdales sont petites ;
- l'endurance est meilleure ;
- l'humeur est meilleure.

Jour et nuit : destruction et guérison

Semblable à une marée intérieure, on doit voir, dans cette alternance, le reflet, au niveau du corps physique, de l'activité des autres constituants plus subtils de l'homme. Pendant le jour prédomine l'activité pensante que permet la conscience. C'est pendant cette période qu'a lieu (plus ou moins harmonieusement répartie en temps, en quantité et en qualité) la prise d'aliments permettant l'entretien du corps physique. Cette activité pensante diurne et l'apport d'aliments provoquent une tendance à l'acidification, fatiguent et détruisent en quelque sorte le corps physique...

On peut dire que le corps « tombe malade » pendant le jour, ce qui correspond à une tendance à l'acidose pour le tissu mésenchymateux et à une tendance à l'alcalose pour le sang.

Pendant la nuit, la conscience se retire et laisse la place au sommeil et au jeûne. On peut également dire qu'au cours de cette phase, le corps « se guérit » ; on assiste à une tendance à l'alcalose du tissu mésenchymateux et à l'acidose pour le sang.

Il s'agit là d'une des manifestations de l'activité du corps vital – appelé encore corps éthérique – qui, tout au long de la vie, lutte contre la détérioration du corps physique.

VI

Importance de l'équilibre acido-basique dans quelques maladies

Acidose tissulaire et stress

Le déplacement de l'équilibre acido-basique vers des valeurs acides s'accompagne également d'un déplacement de l'équilibre du système nerveux autonome en faveur de la **sympathicotonie***.

Cet état correspond à la prédominance de l'état orthosympathique (système à médiation adrénergique) par rapport à l'état parasympathique, ou vagotonique (système à médiation cholinergique). C'est ce qu'on appelle plus communément le **stress.**

Chez certains sujets, la sympathicotonie peut devenir presque constitutionnelle. Elle est à l'origine d'un certain nombre de symptômes d'accompagnement des pathologies chroniques. Elle est, entre autres, responsable d'un rétrécissement spastique des artérioles, entraînant des perturbations microcirculatoires et des états hypotoniques.

Parmi les tableaux cliniques, elle peut donner :

- une tendance à l'acidose tissulaire ;
- une tendance à l'hyperglycémie de type diabétique ;
- une tendance à l'hyperthyréose avec tachycardie et hypercalcémie ;
- une tendance aux caries, parodontoses, ostéoporoses ;
- une tendance aux crampes *(restless legs) ;*
- une tendance aux migraines chroniques de type spastique.

Les pathologies de type sympathicotonique sont :

- l'œsophagite peptique ;
- la gastrite acide ;
- les ulcères gastriques et duodénaux ;
- les dysfonctionnements hépato-vésiculaires avec flatulences ;
- les sensations de plénitude et de réplétion postprandiale ;
- la constipation ;
- les maladies rhumatismales, goutte ;
- les dysfonctionnements rénal et urinaire ;
- les eczémas secs ;
- l'asthme « cardiaque ».

Les états sympathicotoniques sont plus propices au déclenchement d'une inflammation, et la plupart des pathologies rhumatismales, principalement de nature inflammatoire, appartiennent à ce groupe.

Selon Hamer, le cancer est une réaction excessive du cerveau visant à résoudre un conflit. Le système de codage de l'organisme tout entier est « branché » et comme bloqué sur une sympathicotonie permanente. La sympathicotonie est la conséquence d'un état de stress permanent dû au conflit affectif grave, vécu seul et dans l'isolement, avec notion de culpabilisation. En cas de résolution du conflit, il y a passage en vagotonie. *Ainsi, le processus de guérison correspond au passage de la sympathicotonie à la vagotonie.*

Acidose tissulaire et tabagisme

Un problème de plus en plus actuel est le lien qui existe entre la sympathicotonie et le tabagisme. Chaque fumeur vit, en fonction de sa consommation de tabac, dans un état de sympathicotonie.

1re phase : vagotonie

En effet, la nicotine – comme la caféine ou la théine – est une drogue biphasique responsable d'un effet *vagotonique primaire* spontané, mais (en fonction de la constitution et du seuil, qui sont individuels) dont l'action est relativement courte. Cet effet détend et calme momentanément l'état général de tension mentale et physique du fumeur, tension qui est le résultat de l'état de sympathicotonie permanent dans lequel il se trouve (bien souvent accentué par le stress). Il en ressent un état de bien-être, conséquence de la dilatation des artérioles spasmées, surtout au niveau périphérique, permettant une meilleure circulation et une meilleure oxygénation.

2e phase : sympathicotonie

Un effet inverse ne tarde pas à succéder à cette première phase et un état *sympathicotonique secondaire permanent* se fait sentir, avec son cortège de mal-être. Le fumeur est alors poussé à une nouvelle prise de nicotine pour tenter de retrouver l'état qu'il connaissait lors de la première phase. En fonction des habitudes et du mode de vie, il se voit ainsi forcé à une consommation de cigarettes de plus en plus grande, qui lui procure un apport régulier en nicotine.

Afin de rompre ce cercle vicieux et d'éviter l'entrée dans des pathologies liées à l'état sympathicotonique, on a remarqué qu'un des procédés les plus efficaces pour aider le fumeur à se déshabituer de la nicotine est de *compenser son déséquilibre acido-basique qui, pour les raisons précitées, se déplace toujours vers les milieux acides* en cas de sympathicotonie.

Le besoin de tabac et l'état d'acidose sont intimement liés. Le ministère américain de la Santé a été très intéressé par les tests et les expériences menés par plusieurs scientifiques des Universités de Columbia et du Nebraska. Ils ont traité, avec succès, des fumeurs ayant une grande accoutumance à la nicotine, pour les aider à se passer de leur drogue pendant une longue période. *Ils ont compensé leur état d'acidose par des préparations alcalines.*

Le psychologue américain Schachter, de l'université de Columbia, a découvert que les gens dont l'urine est très acide fument significativement plus que ceux ayant une urine plus alcaline. Schachter pense que cela est lié à ce que l'urine acide élimine plus rapidement la nicotine hors de l'organisme, et les fumeurs sont poussés à allumer cigarette sur cigarette afin de maintenir un niveau sanguin de nicotine suffisant et d'éviter les syndromes de manque.

Ainsi, si l'urine est artificiellement désacidifiée, les fumeurs à la chaîne ressentent moins le besoin de fumer et, même dans des conditions de stress, le besoin de tabac se fait moins sentir.

Des expériences ont été poursuivies à l'université de Columbia avec des groupes comparés de fumeurs traités, les uns avec des substances alcalinisantes et les autres avec des antioxydants : la vitamine C, par exemple. *Le groupe traité par sels alcalins fut, de manière très significative, celui qui ressentit le moins de symptômes de manque, alors que les autres groupes se plaignirent de symptômes de manque marqués.*

Selon le psychologue munichois Bregelmann, 40 % des fumeurs peuvent totalement arrêter de fumer, et le reste peut réduire sa consommation de cigarettes à moins de 10 par jour, par la seule alcalinisation des urines comme base à un traitement d'aide accessoire (psychothérapie, acupuncture, training autogène, dynamique de groupe).

Acidose tissulaire et rhumatismes

Il existe de nombreuses causes aux maladies rhumatismales. Certaines sont typiquement d'origine métabolique et directement liées à l'alimentation, comme la goutte urique* ou la goutte oxalique*. Dans ce cas, un excès d'acidité provenant de l'alimentation (repas trop riches en abats et trop arrosés) peut déclencher une crise aiguë chez certaines personnes.

L'excès d'acidité va se concrétiser, se solidifier sous forme de cristaux d'acides, au niveau de certaines articulations et causer une souffrance extrêmement vive, au point qu'elle simule parfois une douleur de fracture. La prise d'anti-inflammatoires tels que la colchicine, accompagnée d'une diète, vient en général à bout de la crise en quelques jours, mais l'épisode aigu est prêt à se reproduire au moindre nouvel excès alimentaire. En dehors de cet épisode aigu, atteignant classiquement l'articulation du gros orteil du pied gauche (mais pouvant se manifester au niveau de n'importe quelle autre articulation), l'imprégnation acide des tissus peut revêtir des formes plus sourdes et se manifester par des douleurs chroniques. Ainsi, l'excès d'acidité peut provoquer des atteintes des mains et des pieds, entraînant peu à peu des déformations articulaires des extrémités. Il peut encore être responsable de douleurs lombaires chroniques. C'est le fameux mal de dos matinal qui réveille souvent le dormeur et le force à changer de position, puis à quitter le lit. Il se produit une ankylose, rendant difficile les premiers mouvements, comme si l'on avait besoin de s'échauffer. Cette ankylose matinale douloureuse cède généralement après quelques mouvements.

Lorsque ces symptômes surviennent, il faut contrôler l'acidité de l'urine afin de dépister un éventuel excès reflétant une acidose tissulaire.

Il existe, bien sûr, beaucoup d'autres causes de rhumatismes : arthrose, maladies auto-immunes, maladies de système… où les douleurs articulaires ne sont pas directement la conséquence d'un excès d'acidité tissulaire. Mais, dans ces cas où la maladie rhumatismale évolue souvent depuis de nombreuses années, on retrouve pratiquement toujours un état d'acidose tissulaire chronique qui contribue à amplifier les phénomènes douloureux articulaires, même s'il n'est pas directement responsable de la maladie.

Là aussi, il faut contrôler l'acidité de l'urine pendant plusieurs jours, afin de dépister un état d'acidose tissulaire chronique associé à la maladie rhumatismale. On pourra alors aisément le contrôler et, en y remédiant, avoir rapidement un effet sédatif sur les douleurs articulaires.
Par exemple, dans l'arthrose banale débutante, lorsque la dégénérescence articulaire n'est pas encore trop avancée, la modification de l'alimentation – éventuellement associée à la prise d'alcalinisants tissulaires et en complément au traitement de fond à base d'oligoéléments et de sels minéraux – permet d'obtenir, en quelques mois, des résultats souvent très spectaculaires sur le phénomène douloureux de l'inflammation.

Dans une autre maladie, la polyarthrite rhumatoïde, appartenant au groupe des rhumatismes auto-immuns, on constate toujours un état d'acidose tissulaire chronique associé. Cette maladie évolue par crises plus ou moins aiguës, sur le fond de douleurs chroniques. Des déformations apparaissent peu à peu au niveau des mains et des pieds. Une ankylose matinale, souvent de plusieurs heures, oblige à la prise régulière de médicaments anti-inflammatoires.

Là encore, le contrôle des urines permettra de dépister un état d'acidose tissulaire chronique associé à la maladie. La correction de l'alimentation et la prise de sels alcalinisants permettront de diminuer considérablement le niveau global des douleurs et la durée de l'ankylose matinale.

Le cancer

Il existe une corrélation entre l'alcalose tissulaire et l'acidose sanguine. Nous avons vu dans le chapitre V que, lorsque les tissus se débarrassent de leur surcharge métabolique acide et tendent vers un état d'alcalose, le sang tend vers l'acidose. C'est en réalisant conjointement les deux tendances que l'organisme tend vers un état de santé idéal.

Selon le savant américain Reding, *« l'acidose sanguine constitue un état défavorable au développement de la cellule cancéreuse ; la tendance à l'alcalose sanguine contribuant à son éclosion. »*

Le diagramme bioélectronique de L.-C. Vincent place la « zone cancer » en alcalose sanguine. On sait que la cellule cancéreuse ne peut vivre et proliférer en milieu acide, et une condition physiologique des valeurs du pH sanguin vers l'acidose constituera un moyen de lutter contre la cancérisation (voir *Annexes*).

En 1913, Otto Warburg (prix Nobel) fut le premier à observer et à expliquer ce phénomène. La différence essentielle entre la cellule cancéreuse et la cellule saine est que la première, ayant un métabolisme de type fermentatif, ne peut se développer dans un milieu acide. À partir d'un certain degré d'acidification du sang, le cancer ne peut utiliser le sucre qui lui est nécessaire. Le Dr Pierre Grobon a montré que les individus ayant une tendance à l'acidose sanguine permanente – comme les diabétiques graves non-traités – développent moins de cancers que les autres.

Les effets du jeûne

Pour arriver à créer artificiellement un tel état, il faut obliger l'organisme à consommer ses réserves. En réduisant les apports alimentaires lors de jeûnes (partiels ou totaux), il est possible de mettre l'organisme dans un état métabolique semblable aux conditions nocturnes et les tissus libèrent leur charge acide. Celle-ci est tout d'abord tamponnée par la réserve alcaline du sang, mais elle finit par s'épuiser et le jeûne a pour effet de désacidifier les tissus et d'acidifier le sang.

En dehors des poussées évolutives de la maladie, la correction du terrain cancéreux n'implique pas nécessairement un jeûne drastique qui peut fatiguer. Les règles alimentaires sont ici primordiales (voir chapitre VIII) et l'équilibrage acido-basique est de première importance.

Mais celui-ci peut être judicieusement complété par la prise d'un acide fort, comme l'acide phosphorique, en très petites quantités pour ne pas mobiliser la réserve alcaline, mais cependant donner une impulsion vespérale vers l'acidose sanguine.

Ainsi, on pourra :

- prendre les alcalinisants le matin à jeun pour faire un contrepoids à la phase d'acidose physiologique de la nuit et préparer le système digestif aux processus de la digestion ;
- prendre cinq gouttes d'acide phosphorique officinal (*Ionyl* ou autre) directement en bouche le soir, avant le coucher, pour lancer la tendance à l'acidose sanguine du jeûne physiologique nocturne. Cette posologie doit être faible. Elle correspond à une impulsion, une indication.

Lors des poussées tumorales, on pourra compléter la prise orale d'acides par des injections (acide lactique dextrogyre pour faciliter le passage en acidose sanguine, acide citrique pour lancer le processus du cycle de Krebs). Ces injections, effectuées de préférence le soir, provoquent plus rapidement une tendance à l'acidose sanguine. Il faut, bien sûr, continuer la prise de mélanges alcalinisants le matin.

Une physiologie mouvante et dynamique

On peut voir ici que rien n'est figé et que l'organisme obéit à des rythmes auxquels il s'adapte constamment. L'équilibre acido-basique est l'une des facettes d'une physiologie vivante et mouvante, régie par le rythme des jours et des nuits. Pendant la nuit, l'organisme tend naturellement vers l'alcalose tissulaire et l'acidose sanguine. C'est une phase qui correspond à un processus de nettoyage, de guérison, à laquelle s'oppose la phase diurne où se produit le phénomène inverse.

> L'organisme balance entre ces deux tendances et c'est la rupture de cette alternance qui est responsable de troubles pathologiques. La vérité ne se trouve ni dans la prise unique d'alcalinisants ni dans celle d'acidifiants, mais dans la prise des deux. Ce n'est pas incompatible !

Respecter la conscience

Il faut reprendre dans ce paragraphe les notions qui ont été abordées à la fin du chapitre V. La maladie cancéreuse amène peu à peu celui qui en souffre à prendre des médicaments pour lutter contre la douleur. Il se produit souvent une véritable escalade qui conduit à la prise de drogues toujours plus fortes, plus efficaces. Mais ces médicaments puissants, s'ils sont actifs sur la douleur, ont l'inconvénient d'avoir des répercussions sur la conscience. Par leur prise importante, les malades sont peu à peu transformés et la communication entre les malades et leur entourage familial s'en trouve altérée. Pourtant, c'est parfois dans ces moments, souvent intenses, que des choses essentielles pourront être formulées.

Pendant cette période, la surveillance de l'équilibre acidobasique et la correction d'un déséquilibre revêt une importance capitale. Lorsqu'elle est bien préparée, cette correction permet de diminuer de manière considérable la prise d'antalgiques majeurs. La conscience est ainsi respectée jusqu'aux derniers instants. L'accompagnement est facilité et la mort plus sereine.

VII

Souffrez-vous d'un excès d'acidité tissulaire?

Vous présentez un ou plusieurs des symptômes suivants
Un certain nombre de symptômes apparaissent progressivement dans l'organisme souffrant d'acidose tissulaire chronique. Ils s'installent peu à peu et se fondent dans la vie quotidienne, si bien qu'ils sont rapidement acceptés comme faisant partie des petits troubles normaux de chacun. Voici la liste des principaux signes :

❑ *Des symptômes d'acidité digestive ou de dysbiose* intestinale*

- régurgitation et aigreurs (pyrosis) ;
- perturbation de l'appétit et boulimie ;
- constipation ;
- migraines digestives fréquentes ;
- peau grasse (surtout au visage) ;
- langue chargée sur sa partie postérieure ;
- mauvaise haleine matinale ;
- perturbations du sommeil entre 1 et 3 heures.

❑ *Des symptômes de sympathicotonie entraînant hyperthyroïdie fonctionnelle et état adrénergique permanent*
- manque d'entrain, amertume pour le travail ;
- mains moites et froides ;
- transpiration abondante des pieds ;
- tendance à la transpiration (sueurs froides).

❑ *Des symptômes de fragilité immunitaire et de congestion lymphatique*
- amygdales hypertrophiées chez les enfants ;
- fragilité et moindre résistance au froid (tendance à s'enrhumer facilement) ;
- bronchite chronique avec formation de mucus ;
- leucorrhées (pertes blanches).

❑ *Des symptômes d'encrassement urique tissulaire*
- fatigabilité, surtout matinale ;
- douleurs musculaires, muscles de la nuque et des épaules durs et douloureux.

Vous souffrez d'une maladie chronique

D'une manière générale, toute maladie chronique s'accompagne d'un état d'acidose tissulaire. Mais certaines pathologies sont plus d'un type « acide ». Ce sont :
- les rhumatismes ;
- le diabète ;
- les affections rénales et vésicales ;
- la maladie de Basedow (hyperfonctionnement de la glande thyroïde) ;
- les maladies cancéreuses en général.

Testez votre pH urinaire

Sur le plan pratique, procurez-vous tout d'abord, soit auprès d'un commerçant en produits chimiques du papier réactif de marque *Prolabo*, soit chez un pharmacien de bandelettes de réactif de laboratoire de type *MERK* (MSD) ou *AMES*, permettant le contrôle du pH urinaire. Ces papiers réactifs changent de couleur en fonction du pH des liquides dans lesquels ils sont trempés. Grâce à une échelle colorimétrique livrée avec les papiers, il est possible de déterminer instantanément la valeur chiffrée du pH correspondant à la couleur du papier.

Relevez ensuite systématiquement les valeurs du pH urinaire trois fois par jour, pendant plusieurs jours de suite, et marquez-les sur un tableau du type indiqué en annexe. Ce dernier permet de noter chaque jour les valeurs du pH urinaire :

- le matin, pour *la deuxième urine ;*
- avant le repas de midi ;
- avant le repas du soir.

À cette fin, urinez dans un récipient propre et sec (qui sera rincé et essuyé après chaque utilisation). Trempez une languette de papier réactif dans l'urine fraîchement émise et lisez immédiatement le pH en comparant la couleur que prend le papier à l'échelle colorimétrique chiffrée fournie par le fabriquant (figurant généralement sur la boîte). Inscrivez le chiffre correspondant pour le jour et l'heure de la mesure (voir tableau en annexes). Ces mesures permettront de déterminer les variations générales des valeurs du pH urinaire au cours de la journée, sur plusieurs jours.

Effectuez la mesure pendant 8 à 15 jours consécutifs. Si les valeurs trouvées sont très souvent ou constamment inférieures à 7 ou 7,5, cela traduit une surcharge de l'organisme en déchets métaboliques acides qui imprègnent les tissus et perturbent ses fonctions physiologiques normales.

Il est alors judicieux de suivre les conseils ci-dessous :

- *Pour les personnes en bonne santé*
  La correction de l'alimentation est vivement recommandée, sinon indispensable. Seule cette modification permettra une correction progressive et douce de l'état d'acidose tissulaire (voir chapitre suivant).

- *Pour les personnes malades*
  La simple correction de l'alimentation ne suffit plus. La prise de mélanges alcalinisants s'avère alors nécessaire. Cette prise sous-entend une prescription et une surveillance médicale (voir chapitre suivant).

L'alcalose tissulaire

Cet état, décrit à la page 55, correspond à un état physiologique idéal de bonne santé.

VIII

La correction de l'acidose tissulaire

Les travaux de Sander ont permis de définir les valeurs d'un équilibre acido-basique propre à l'organisme humain par la détermination d'un quotient d'acidité. Ce taux d'acidité idéal correspond à un pH urinaire compris entre 7 et 7,5.

L'homme sain

Un organisme dit « en bonne santé » possède une bonne activité d'épuration, c'est-à-dire que les organes d'élimination, appelés émonctoires (les reins, les poumons, le foie surtout, mais aussi la peau et les intestins), sont capables d'exclure correctement toutes les surcharges métaboliques. Leur capacité de détoxication est remarquable si on évite de les surcharger en permanence : ils rejettent sans peine les substances dont l'organisme n'a pas besoin et, en particulier, les déchets acides provenant du métabolisme cellulaire et de l'alimentation. Dans son fonctionnement normal, le corps se présente comme un véritable générateur d'acides et ses mécanismes physiologiques sont naturellement orientés vers un nettoyage constant de cet excès d'acidité.

Notre alimentation actuelle – privilégiant les protéines carnées et carencée en légumes et en crudités – favorise l'acidose tissulaire. Notre mode de vie, la plupart du temps sédentaire, contribue également à dérégler cet équilibre. *De plus en plus, nous tendons vers l'acidification de nos tissus.*

Ainsi, les émonctoires, sollicités de manière constante pour détoxiquer l'organisme, fournissent un surcroît de travail et, peu à peu, se fatiguent. Leur efficacité diminue alors. Le mésenchyme se charge de plus en plus en éléments acides, stockant les excès qui ne peuvent plus être éliminés normalement.

Si beaucoup de personnes sont capables de compenser ce déséquilibre et de ne pas en tomber malade, on constate qu'un nombre croissant d'individus présente de nombreux troubles de santé liés à l'excès d'acidité tissulaire.

> Tant que l'organisme garde une bonne capacité d'élimination, il sera facile de corriger une surcharge métabolique acide par une modification de l'alimentation, quelques cures de citrons et une bonne oxygénation.

L'homme malade

Une évolution vers une trop grande acidité tissulaire engendre des troubles de santé en nous éloignant d'un équilibre acido-basique idéal. En nous reportant aux affections très variées décrites aux chapitres précédents, il peut sembler difficile de leur trouver une origine commune. Et pourtant, pour chacune d'elles, on retrouve un terrain identique qui est l'excès d'acidité tissulaire, conséquence de la perte de l'équilibre acido-basique.

Il est actuellement possible de démontrer que chaque maladie et, surtout, les pathologies chroniques s'accompagnent d'un

André CHALIMON

CHIROPRATICIEN

4,rue des pêcheurs 17600 SAUJON

06 33 31 48 32

déplacement de l'équilibre acido-basique tissulaire dans le sens de valeurs acides. Les variations physiologiques entre les éliminations acides et alcalines de l'urine tendent surtout en faveur de la première.

Cette tendance à l'acidose tissulaire est majorée :

- au cours de toute maladie, surtout chronique, du fait de l'anoxie tissulaire qu'elle entraîne ;
- lors de stress qui accroît la sympathicotonie, source de tensions musculaires produisant de l'acide lactique ;
- dans les infections ;
- lors de la prise de médicaments, comme les dérivés de l'aspirine (l'acide salicylique est un acide carboxylique fort), la morphine, les anti-inflammatoires non stéroïdiens.

Dans ce cas, des cures alimentaires spécifiques, ainsi que la prise de sels alcalinisants, devront venir supporter l'organisme qui, affecté par la maladie, aura besoin d'une aide extérieure.

Les moyens de correction

Il est possible de corriger l'acidose tissulaire par plusieurs moyens : le plus important étant bien sûr l'alimentation, mais celle-ci peut être avantageusement complétée par des tisanes, des cures fruits et/ou légumes, l'oxygénation et par la prise de sels alcalinisants.

L'alimentation, les bases théoriques

Les aliments acidifiants

Les aliments producteurs d'acides contiennent des substances protéiques dont le catabolisme aboutit à la formation d'acides. C'est le cas des protéines animales qui fournissent divers acides « forts » (acides sulfurique, phosphorique, urique…). Or, tous ces aliments producteurs d'acides sont également les substances de base de notre nutrition. Il n'est pas possible de les supprimer, car les acides aminés qui les constituent sont indispensables au bon fonctionnement de l'organisme.

Il est, par conséquent, important de veiller aux quantités absorbées. Il faut à l'organisme un apport régulier de protéines, *mais dans des quantités bien moindres que ne lui fournit notre alimentation actuelle.* Par notre nutrition moderne, nous sommes en surcharge permanente de protéines. Pour un organisme normal, il est préjudiciable à la santé de consommer plus de 50 grammes de protéines par jour (20 grammes sont même souvent amplement suffisants). Tout excès est immanquablement susceptible d'engendrer une auto-intoxication acide.

Mais la notion d'excès reste néanmoins individuelle ; elle est basée sur les capacités métaboliques personnelles et sur l'activité physique exercée par l'individu. Il est évident qu'un régime riche en éléments protidiques sera bien mieux supporté par un travailleur de force ou une personne vivant sous des climats rigoureux que par un sédentaire vivant dans des régions tempérées.

Les acides aminés provenant du lait ou de ses dérivés (fromages, yogourts…) ne produisent que peu d'éléments acidifiants, car les substances qui en résultent sont des corps cétoniques et de l'urée qui n'ont qu'un faible pouvoir acidifiant. Une remarque doit cependant être faite pour le petit-lait : lorsqu'on mesure le pH du petit-lait frais, on trouve des valeurs de 6,5 à 7, donc presque acides. Dix heures après, ce même petit-lait aura un pH de 2 ou 3 et se sera donc acidifié.

Les acides aminés provenant des protéines animales (viandes, poulet, poissons…) contiennent des acides forts (phosphorique et sulfurique) et des purines qui fournissent elles-mêmes des composés acides (acide urique). Ils sont donc fortement acidifiants. Nous avons vu que l'élimination de ces acides forts ne peut se faire que par les reins.

Les animaux carnivores, qui se nourrissent presque exclusivement de viande, possèdent une enzyme spécifique – l'uricase – qui les protège de l'encrassement, par l'acide urique, lié à la consommation importante de viande. Chez l'homme, une consommation démesurée de protéines animales est souvent responsable de maladies uriques : rhumatismes goutteux et lithiases rénales.

Les céréales sont également productrices de corps acides, qu'elles soient complètes ou raffinées et quelle que soit la forme sous laquelle elles sont consommées. *Une exception toutefois, le millet brun sauvage : c'est la céréale la plus riche en substances minérales (ne peut être consommé que moulu ou germé).*

Les toxiques contenant des alcaloïdes – comme le café (caféine), le thé noir (théine) et le cacao (théobromine) – sont riches en purine et classés comme aliments acidifiants. Il en est de même pour le sucre blanc, la farine de froment blanchie et ses dérivés, les graisses raffinées. Cela explique que certains végétariens, qui ne consomment pas exclusivement des produits complets et qui mangent trop de céréales et trop peu de crudités, souffrent d'hyperacidité identique à celle des carnivores. Ils sont, en outre, déminéralisés, conséquence directe de l'hyperacidité.

Nous avons vu que pour équilibrer l'apport massif et quotidien d'acides minéraux, l'organisme est obligé de puiser dans sa réserve minérale. Les aliments acidifiants sont donc des destructeurs de bases et sont déminéralisants.

Les aliments fournisseurs d'acides[2]

- Viandes, poissons, volailles, gibiers
- Charcuterie, foie, rognons, abats, cervelle
- Blanc d'œuf
- Fromages forts et fermentés
- Légumes secs : lentilles, pois, haricots blancs
- Asperges, artichauts, choux de Bruxelles
- Arachides

Les aliments très acidifiants

- Sucre blanc
- Farine blanche et dérivés : pain blanc, biscottes, pâtisseries, pâtes
- Semoule
- Huiles raffinées
- Graisses durcies
- Thé, alcool, café, chocolat
- Bouillons gras

Les aliments alcalinisants

D'une façon générale, le régime végétarien apporte une grande quantité de bases, provenant des sels alcalins, et des acides organiques faibles contenus dans les légumes et les fruits.

Mais les œufs et les céréales sont généralement acidifiants, alors que le lait, les légumes et les fruits sont alcalinisants.

Le *lait* est assez basique, mais il faut le consommer avec discernement. Il est préférable de le faire lacto-fermenter (yogourts, caillé...). Le lait perd, en effet, une grande partie de ses composants vitaux lors de la pasteurisation (vitamine C, modification de ses protéines).

[2] Les tableaux de ce chapitre sont extraits du livre *Guide d'alimentation saine en équilibre acido-basique,* de Hady Bircher-Rey et Dean Binz (Éditions Humata).

Les *céréales,* combinées aux légumineuses et aux œufs, permettent d'apporter à l'organisme la totalité des acides aminés essentiels issus de leurs protéines et sont donc indispensables dans un régime alimentaire où la viande a été supprimée. Mais, étant également acidifiantes, elles ne doivent pas être consommées en trop grande quantité.

Les *légumes*, les *crudités*, le *lait* et les *fruits* apportent à l'organisme les sels minéraux et les oligoéléments, et sont alcalinisants. Leur consommation doit être privilégiée en cas de tendance à l'acidification tissulaire. Ces aliments contiennent peu (ou pas) d'éléments acides. Ils sont par contre très riches en sels minéraux alcalinisants.

La *pomme de terre* cultivée biologiquement est un aliment producteur de bases idéal. Elle est riche en calcium et en potassium qui lui donnent un pH alcalin appréciable. Il faut cependant veiller à ce qu'une cuisson erronée ne détruise pas ses effets bénéfiques. Malheureusement, elle est accompagnée de la réputation de faire grossir... Cuite à la vapeur sans pression, elle garde toutes ses qualités biologiques.

Les *châtaignes* sont également des fruits très alcalinisants qui devraient se consommer plus souvent en hiver. Elles accompagnent favorablement tous les légumes, mais plus particulièrement les choux.

Aliments fournisseurs de bases

- Fruits et jus de fruits
- Légumes feuilles et racines
- Légumes tiges (sauf asperges)
- Oignons, ail
- Pommes de terre
- Châtaignes
- Lait lacto-fermenté (frais)
- Lait condensé non-sucré
- Lait en poudre
- Petit-lait en poudre
- Yogourt, séré maigre
- Soja et ses dérivés
- Bouillon de légumes
- Jus de légumes
- Jaune d'œuf
- Herbes aromatiques : persil, ciboulette, thym, origan, romarin...

Attention aux exceptions !
Certains légumes, comme l'asperge, l'artichaut et les choux de Bruxelles, sont producteurs d'acides. L'asperge est un germe, l'artichaut et les choux de Bruxelles sont des fleurs. Ils doivent être consommés en association avec des aliments fortement basiques, comme les pommes de terre ou les châtaignes. Il faut les éviter chez les malades.

Les légumes secs (graines) sont généralement acides, sauf le soja qui est basique. Parmi les noix généralement basiques, nous trouvons l'arachide qui est fortement acidifiante à cause de sa richesse en acide urique. Ainsi, le beurre et l'huile d'arachide sont de forts producteurs d'acides.

Les aliments en équilibre acido-basique

Un certain nombre d'aliments n'appartiennent pas aux listes citées plus haut. Ils sont en bon équilibre acido-basique et conviennent bien aux malades.

Aliments en équilibre acido-basique

- Noix fraîches, haricots verts
- Petits pois sucrés
- Millet et ses dérivés
- Pain de seigle complet
- Céréales complètes
- Germes de blé
- Pâtes de farine de seigle complètes
- Beurre frais de bonne qualité (bio)
- Sucre de canne intégral

Les aliments ci-dessus sont tous légèrement acides, mais ils constituent une base d'excellente qualité pour une alimentation équilibrée. Leur légère tendance acide peut facilement être compensée par l'apport d'herbes aromatiques et d'huiles vierges (se référer à la liste des aliments acidifiants et alcalinisants en annexe de fin d'ouvrage)

Les aliments mixtes

Enfin nous trouvons des aliments qui peuvent être acidifiants pour certains organismes, alors qu'ils sont alcalinisants pour d'autres. Cela dépend non l'aliment lui-même, mais des capacités oxydatives de l'organisme qui l'absorbe et, plus particulièrement, de la qualité des processus d'oxydo-réduction de ses cellules.

Aliments mixtes

- Laitages : petit-lait frais, yogourts, lait caillé, fromage blanc
- Fruits : fruits verts non matures, jus de fruits acides (citron), groseilles, cassis, framboises
- Agrumes : oranges, citrons, pamplemousses, mandarines, kiwis, ananas
- Griottes, prunes, melons, pastèques, abricots
- Tomates
- Cresson, oseille, choucroute
- Miel
- Vinaigre de cidre, de pommes ou de vin

Ces aliments se comportent donc comme des alcalinisants chez les sujets ayant un fort pouvoir oxydatif : les sujets jeunes, les sujets en bonne santé, les sportifs.

Ils sont au contraire acidifiants chez les personnes qui ont perdu leur pouvoir oxydatif : enfants aux cheveux blonds et aux yeux clairs en période de croissance, individus sédentaires, sujets fatigués, stressés, sujets malades, épuisés par des traitements chimiques, sujets âgés.

Les tisanes

Il faut insister sur les infusions de plantes (fleurs, feuilles, graines et zestes) qui ont un grand pouvoir de drainage si elles sont sucrées avec du sucre intégral. On connaît généralement les tisanes de tilleul, de menthe ou de camomille, mais de nombreuses autres plantes peuvent être utilisées, telles que la verveine, la fleur d'oranger, les feuilles fraîches de myrtilles ou de mûres, les zestes de citrons, d'oranges ou de pommes et les graines de cynorrhodon ou d'anis ; elles offrent un large choix de remplacement du classique thé ou café quotidien.

Découvrez des propositions de tisanes désacidifiantes au chapitre X.

Les cures

La cure de citron

La cure de citron est un excellent moyen de corriger, chez un organisme sain, une acidose chronique. Le citron est un fruit particulièrement riche en acide citrique : on pourrait le croire acidifiant pour l'organisme, mais il est surtout très riche en sels minéraux. Lors de l'absorption du jus de citron, l'acide citrique est rapidement dégradé, puis éliminé par le poumon sous forme d'acide carbonique et il ne reste dans l'organisme que les sels minéraux qui alcalinisent.

Pratique de la cure

Prendre le jus d'un citron le 1er jour, de deux citrons le 2e jour, de trois le 3e et ainsi de suite jusqu'au 10e jour où l'on boira les jus de dix citrons répartis dans la journée.
Puis on diminue d'un citron chaque jour : soit neuf citrons le 11e jour, huit le 12e jour et ainsi de suite jusqu'au 20e jour.

Cette cure peut se faire deux fois dans l'année. Elle viendra fort à propos aux changements de saison, en septembre et en mars. Mais cette cure n'est pas favorable à une personne souffrant de faiblesse métabolique et présentant, en particulier, une faiblesse des émonctoires. Une telle personne ne pourra pas oxyder l'excès d'acide provoqué par la cure et ce dernier, non transformé, pourra être responsable d'une déminéralisation.

La cure fruits-légumes[3]

Cette cure peut être pratiquée par tous et constitue une excellente alternative pour les personnes dont le terrain ne permet pas de pratiquer la cure de citron (voir ci-dessus « les aliments mixtes »).

Comme la cure de citron, elle est recommandée au printemps et en automne. Elle est aussi recommandée en cas de grippe ou de traitements médicamenteux lourds qui sont très acidifiants – comme la cortisone, les immunosuppresseurs ou la chimiothérapie, par exemple. Dans ces cas particuliers, il est vivement conseillé d'être suivi par un(e) nutritionniste pour un suivi personnalisé.

Pratique de la cure

- Matin : 1 belle assiette de fruits, entiers ou en salade (attention : pas d'oranges).
- 10 h et 16 h : 1 fruit de saison, par exemple 1 poire (si supportée), 1 banane bien mûre (désacidifiante), mangue ou papaye en hiver, pêche en été, pruneau en automne...
- Midi et soir :
  - En entrée : 1 fruit de saison ; ou en hiver 1 avocat (désacidifiant) avec 1/2 pamplemousse ;

[3] Cure proposée par Brigitte Favre.

- En plat : soupe pommes de terre – carottes (à cuire ensemble avec ail, oignon...), puis ajouter directement dans l'assiette un peu de sel marin aux herbes, des herbes fraîches ou sèches et un filet d'huile d'olive ;
- Éventuellement en dessert : ananas frais (en hiver) ou petits fruits (en été) ; ou compote de fruits au choix (cuits).

• Dans la journée, à volonté : jus de carottes si possible maison, sinon bio (deux fois dans la journée ajouter 1 cuillerée à soupe d'huile de tournesol vierge ou de noix pour un verre de 3 dl de jus).

Cette cure peut se faire sur un, deux ou trois jours de suite au maximum, ou un jour par semaine pendant un mois. Elle peut être renouvelée si besoin.

L'oxygénation

La marche au grand air, l'exercice physique, les séjours en altitude, toute activité qui favorise le métabolisme en général et accélère le rythme respiratoire, permet d'augmenter l'élimination des acides faibles et contribue ainsi à une désacidification de l'organisme.

Bien souvent négligée par le citadin, c'est une activité essentielle qui contribue au maintien d'une bonne santé, en association à une modification de l'alimentation.

Une journée d'exercice physique au grand air provoque une acidification des urines, qui provient, d'une part, de l'augmentation du métabolisme musculaire, producteur d'acide lactique et, d'autre part, de l'augmentation générale du métabolisme de base. L'oxygénation oxyde de nombreux acides tissulaires et permet de les éliminer par les reins.

IX

En pratique dans l'assiette

Conseils généraux pour une alimentation saine

Peut-on définir les critères d'une alimentation saine type ?

Oui, il est possible d'énoncer les grandes lignes d'une alimentation saine valable pour tous, capable de préserver la santé et d'équilibrer tous les paramètres vitaux essentiels au maintien de cette santé.

Comment se nourrir pour éviter une surcharge métabolique acide

D'une manière générale, pour un citadin plus ou moins sédentaire fournissant un travail moyen, le repas le plus important doit être le petit-déjeuner, le repas de midi étant moyen et celui du soir léger.

Les huiles végétales conseillées dans cet ouvrage s'entendent « huiles vierges, extraites sur de petites presses à vis continue tournant à très faible vitesse, à moins de 40°, filtrées sur papier buvard, sans aucun procédé de raffinage ou de désodorisation, obtenues à partir de graines biologiques rigoureusement sélectionnées et non préchauffées ». L'huile ne doit pas non plus être chauffée après la presse pour « exhauster » les saveurs.

Ces huiles sont à consommer crues exclusivement et conservées au réfrigérateur après ouverture (sauf l'huile d'olive).

Pour avoir une alimentation saine, il faut :

- apporter en quantité suffisante toutes les substances nécessaires à l'organisme pour assurer la vie, croître, se renouveler et éliminer correctement ;
- adopter une restriction calorique suffisante pour prévenir l'obésité ;
- privilégier l'apport des protéines végétales par rapport aux protéines animales ;
- veiller à un apport de graisses de 20 à 30 % ou moins de la totalité des calories ingérées ; ces graisses doivent être exclusivement poly-insaturées issues d'huiles de 1re pression à froid ;
- consommer quotidiennement des végétaux à fibres ;
- réduire le sel et l'alcool ;
- consommer largement des légumes, surtout ceux de la famille des choux et ceux qui sont riches en béta-carotène (généralement les végétaux de couleur vert sombre ou jaune orangé) ;
- réduire la consommation de sucres rapides et d'amidons ;
- consommer des céréales complètes et des féculents ;
- éviter la cuisson des viandes ou des poissons à la braise ou à la rôtissoire ainsi que les aliments brûlés ou « saisis » ;
- réduire le café ;
- éviter de réchauffer les aliments ;
- éviter de frire les aliments et de réutiliser les huiles ou les graisses de cuisson ;
- éviter de consommer de la nourriture traitée (nitrates) ainsi que des aliments riches en additifs ou en colorants ;
- privilégier les aliments pourvoyeurs d'antioxydants (sélénium, vitamine C, vitamine E).

➪ Pour une personne en bonne santé apparente

Le petit-déjeuner

Le *petit-déjeuner*, considéré comme repas essentiel, doit comporter tous les éléments énergétiques et caloriques indispensables pour affronter une journée de travail. Idéalement :

- l'aliment protéiné :
  - avec laitage : séré maigre, fromage blanc battu, yaourt au lait de brebis…
  - sans laitage : yaourt ou lait de soja, lait de riz ou d'amandes, purée d'amandes diluée avec un peu d'eau…

  dans tous les cas, *additionné de 2 cuillerées à café d'huile de lin ou de cameline* (riche en oméga 3) – *bien émulsionner* pour une meilleure digestion et assimilation.
- les céréales complètes bio :
  - avec gluten : blé, épeautre, seigle, orge ;
  - sans gluten : millet doré ou brun, sarrasin, avoine, riz, quinoa, fonio, tofu…

  de préférence crues ou germées, mais aussi sous forme de flocons, pain, biscottes, biscuits, galettes, crêpes…

  N.B. le blé et l'épeautre ainsi que leurs dérivés, le seigle et les mélanges de céréales, sont indigestes crus.
- les graines oléagineuses : lin, sésame, tournesol, courge, pignon, pistache, noix amandes, noisettes, noix de cajou, noix du Brésil… entières, concassées, moulues, en purées…

  N.B. le lin et le sésame doivent impérativement être consommés moulus.
- les éléments sucrants : banane mûre entière ou écrasée, miel et pollen, sucre de canne intégral…
- les fruits : frais de saison et/ou séchés, entiers, en salade…

Dans cette optique, la consommation régulière de la crème Budwig constitue un excellent compromis. La recette de base de la crème Budwig ainsi que des variantes et d'autres petits-déjeuners vous sont proposés à la fin du livre.

L'erreur serait de ne rien manger le matin, ce qui prolongerait le jeûne de la nuit, augmenterait la sensation de faim en fin de matinée, provoquant un grignotage difficile à gérer. Voici un tableau comparatif entre les qualités acido-basiques de différents petits-déjeuners :

Aliments basiques	Équilibre acido-basique	Aliments acides
Fruits	Pommes	Pain blanc
Noix fraîches	Pain de seigle complet	Margarine
Pain de seigle	Beurre selon qualité	Confiture sucrée
Beurre frais de bonne qualité (bio)	Lait bouilli	Café fort
Purée d'amandes	Café au lait[4]	Thé
Huiles végétales vierges		Œufs entiers
Lait pasteurisé bio		Lard et bacon
Miel		Jambon
Infusion de plantes		Fromages

L'expérience est simple à faire : si vous consommez exclusivement des aliments appartenant à la colonne de droite du tableau, vous ressentirez une fringale vers 10-11 heures alors qu'un petit-déjeuner composé d'aliments appartenant à la première colonne (de gauche) donne une sensation de satiété pendant toute la matinée.

[4] Le café au lait est placé ici à titre purement indicatif. Mais boire un mélange de lait et de café est vivement déconseillé, en effet le lait ajouté au café, même en quantité minime, provoque la précipitation des tanins du café et rend ce mélange particulièrement indigeste. Il y a blocage de la vésicule et perturbation de la digestion. Bon nombre de migraines chroniques peuvent être guéries seulement en arrêtant définitivement de consommer du café crème ou du café au lait...

Le jus d'aloe vera: ce jus très doux aide à lutter contre la constipation et contribue aussi à l'équilibre de la flore intestinale par son action antibactérienne et antifongique. Comme les huiles végétales vierges, il a également une action sur la perméabilité de la membrane intestinale (ajouter 1 cuillerée à soupe dans la crème Budwig ou dans un 1/2 verre d'eau à boire le matin à jeun).

Les entrées

Il est recommandé de commencer chaque repas de midi et du soir – par des aliments **crus**, additionné d'**huile vierge de première pression à froid**, au choix:

- assiette de crudités;
- jus de légumes/fruits;
- bâtonnets de légumes trempés dans un dip;
- ou éventuellement 1 avocat + 1/2 pamplemousse.

(Voir recettes sauce à salade, jus et dip au chapitre X.)

Ceci aura pour effet de « préparer » la digestion en tapissant l'estomac et d'éviter l'hyperleucocytose postprandiale responsable entre autres des « coups de pompe » en fin de repas.

Le repas de midi

L'assiette du repas de midi doit être répartie comme suit :

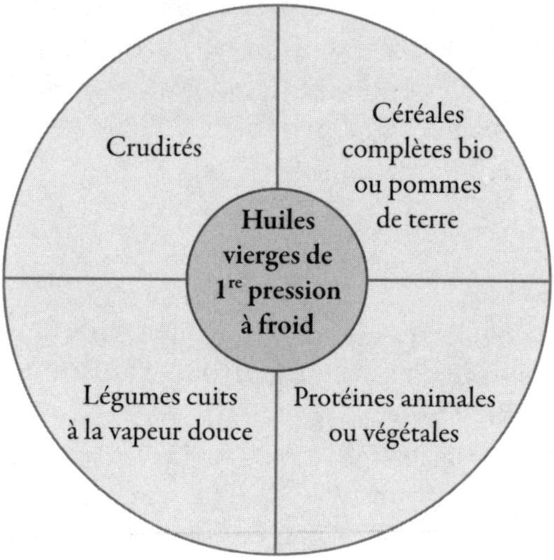

Le repas de midi doit comporter suffisamment d'éléments alcalinisants :

- 25 % de légumes crus, additionnés d'huiles vierges de première pression à froid ;
- 25 % de légumes frais, cuits à la vapeur douce ou à l'étouffée le moins longtemps possible.

L'autre moitié de l'assiette comportera :

- *Dans le cas d'alimentation mixte, au choix*
  - Viande maigre (100-120 g par repas, 2 à 3 fois par semaine) : poulet, dinde, filet d'agneau, filet de lapin, filet d'autruche...
  - Poissons (120-150 g par repas, 2 à 3 fois par semaine) : de lac ou de mer, de préférence gras (saumon, hareng, sardine, maquereau...).
  - Œufs (2 à 3 œufs par semaine) : au plat, pochés ou mollets à la coque (le jaune doit rester coulant).

- Fromage frais (chèvre frais, sérac, séré maigre, blanc battu...) : 100 g par repas, 2 à 3 fois par semaine

À cela on ajoutera 1 à 2 pomme(s) de terre pour bien désacidifier, surtout en accompagnement de la viande. Éventuellement pour le poisson, les œufs et les fromages frais, accompagnez d'une céréale (riz complet, millet, polenta...).

- *Dans le cas d'alimentation végétarienne*
  - Afin d'être sûr de bien consommer tous les acides aminés essentiels et de ne pas en être carencé, il faut prendre soin de remplacer les protéines animales par des protéines végétales : légumineuses (petits pois, haricots, lentilles...), champignons, algues, soja sous toutes ses formes, châtaignes ou noix... que l'on prendra soin d'associer à des céréales complètes bio (sous forme de plat unique, quiche, galettes, crêpes...).
  - Le quinoa comprend tous les acides aminés essentiels, il suffit donc de l'associer à des légumes frais cuits.

Menus pour le maintien de l'équilibre acido-basique

Les menus ci-dessous ne comportent pas toujours de proposition de légumes frais cuits. Nous vous laissons la liberté de choisir ces légumes en fonction de la **saison**, de ce que vous trouvez au marché ou au magasin, ou de ce que vous avez dans votre frigo : brocoli, fenouil, courgette, haricots verts, céleri, épinard, concombre, chou-fleur, côte de bette (parties vertes), colrave, pois mange-tout, petit pois, chou nouveau, carottes, cœurs d'artichauts, poivrons, poireaux (parties vertes)...

L'adjonction de plusieurs légumes de saison aux repas qui contiennent fromages, tofu, viande, poisson, céréales, est indispensable et permet de neutraliser l'acidité de ces aliments.

Menus printemps – été pour une semaine	
Lundi	Salade de champignons d'été aux mûres[5] Escalopes de dinde au curry Pommes de terre vapeur à l'estragon
Mardi	Salade (à tondre + olives + radis) Tajine de pois chiches[5]
Mercredi	Panaché de légumes crus (fenouil, céleri branche, carotte) Fromage de chèvre frais d'alpage + huile d'olive + sel marin aux herbes, poivre du moulin Pommes de terre en robe des champs, épinards à l'ail
Jeudi	Salade (à tondre + avocat + radis) Polenta + purée de haricot azuki au paprika et tomates fraîches
Vendredi	Salade (laitue + lollo rosso + raisins secs) Tarte aux légumes (pâte à gâteau[5])
Samedi	Salade (épinards à salade + carottes râpées + ail + olives) Darnes ou filet de saumon à l'aneth au gril Pommes de terre vapeur, courgettes
Dimanche	Salade (batavia + concombre + tomate bien mûre + échalote) Millet + huile d'olive + romarin + ail Œufs au plat sans corps gras Aubergines au gril

Remarques

- **Herbes, épices et sauces « maison »** peuvent agrémenter les légumes cuits, les poissons et les viandes.
- Pour les personnes qui ne mangent **pas de viande**, la remplacer par du poisson, des œufs ou des protéines végétales associées à des céréales complètes bio.
- **Pour rôtir** viande et poisson : une goutte d'huile d'olive à l'exclusion de toute autre.
- À l'exception de l'huile d'olive, toutes les huiles végétales sont à conserver au **frigo** une fois ouvertes ; elles ne doivent **jamais être chauffées.**

[5] Ces recettes sont détaillées au chapitre X.

Menus automne – hiver pour une semaine	
Lundi	Salade (frisée + olives + graines de tournesol) Cabillaud royal sur fondue de poireaux / carotte et pommes de terre
Mardi	Salade (à tondre, mâche, graines de courge) Croquettes de céréales : tofu râpé, œuf, herbes, paprika, curry, riz complet ou épeautre moulu
Mercredi	Salade fraîche de fenouil et pamplemousse rose[5] Émincé de poulet bio aux herbes (thym, marjolaine) Riz rouge, chou-fleur/brocoli
Jeudi	Salade de céleri branche + graines de céleri Soufflé de céréales[5] Légumes de saison à la vapeur
Vendredi	Salade (pain de sucre + avocat + endive) Filets de limande, de sole ou de carrelets sur lit d'échalotes + thym au four Quinoa (ou pommes de terre pour les personnes très acidifiées)
Samedi	Salade de chou chinois + betterave rouge crue râpée Chou rouge à la cannelle et pommes de terre[5] Ragoût d'agneau
Dimanche	Salade de chou blanc[5] Pommes de terre farcies[5]

- Ne rôtir ni ail ni oignon, les faire cuire à la vapeur avec le plat. Verser ensuite une cuillerée à café d'huile d'olive sur les légumes, céréales, pommes de terre ou poisson, dans l'assiette.
- Les personnes **contrôlant leur poids**, remplaceront les pommes de terre par un légume pour accompagner viande et poisson.
- Pas de céréales ou de pâtes avec la viande, les deux sont acidifiants !
- Les personnes qui ne supportent pas les produits laitiers doivent refaire leur immunité avant de reprendre des produits laitiers non UHT, écrémés, en faible quantité jusqu'à tolérance. Pour cela la quantité adéquate d'acides gras poly-insaturés (AGPI) est indispensable chaque jour.

Les sauces « maison »
Certaines sauces peuvent agrémenter légumes, pommes de terre, poissons et viandes. Quelques exemples : la béchamel à l'huile d'olive, la sauce au séré, la mayonnaise à l'huile d'olive, la mayonnaise aux lentilles, l'aïoli et la *salsa verde* (recettes au chapitre X).

Le repas du soir
L'assiette du repas du soir doit être répartie comme suit.

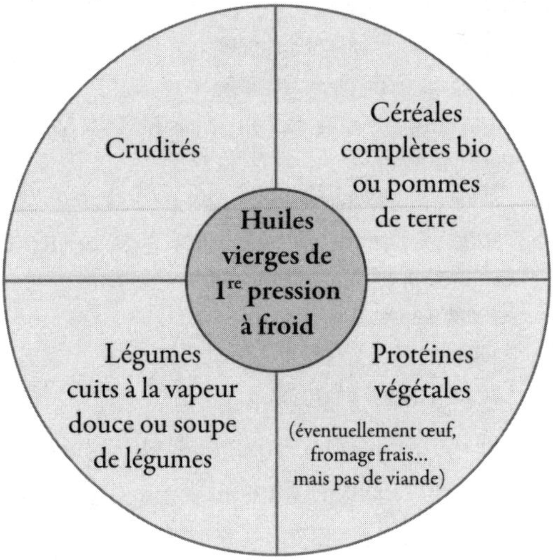

Le repas du soir sera pris le plus tôt possible, sans protéines carnées : fruits, fromages, biscottes complètes, potages de légumes seront les bienvenus.

Il faut insister sur ce dernier point qui est important : si le repas du soir est pris trop tard et en quantités trop abondantes, l'appétit manque le matin. Un repas trop copieux le soir peut provoquer des malaises, des ballonnements, des gaz, des difficultés à trouver le sommeil et un repos perturbé par des cauchemars. Lorsque l'organisme reçoit une charge alimentaire importante avant le sommeil, elle empêche les processus de nettoyage corrects des déchets métaboliques acides qui ont lieu pendant la nuit.

S'il n'y avait qu'une seule modification alimentaire à apporter afin de soulager les organes d'élimination dans leur mission nocturne de détoxication en général, et dans leur élimination d'acides en particulier, elle devrait concerner le repas du soir.

Il est important de servir ce repas suffisamment tôt afin que la digestion soit terminée au moment du coucher.

Voici un tableau proposant différentes combinaisons possibles pour les repas du soir :

Au choix		Au choix		Au choix		Au choix
Salade de crudités + huile vierge Jus de légumes + huile vierge	+	Soupe chaude Soupe froide Purée de légumes Ratatouille	+	Pain des fleurs Pain au levain bio Céréales complètes Châtaignes	+	Purée de légumineuses Pâtés végétaux Tapenade Tartare d'algues Graines germées

Plusieurs recettes vous sont proposées au chapitre X : soupes froides, soupes chaudes, plats de céréales, taboulé, risotto, crêpes, pâtés végétaux, quiches, purées de légumineuses, tartare d'algues…

Les desserts

Les **desserts** peuvent être :

- crèmes caramel, vanille ou chocolat faites maison ;
- compotes de fruits + vanille, cannelle, safran, gingembre… + éventuellement sucre intégral ;
- crèmes à base de séré maigre non homogénéisé + fruits crus ou cuits mixés + sucre intégral ;
- clafoutis : fruits recouverts de séré maigre + jaunes d'œufs + blancs battus en neige + éventuellement un peu de lait (pasteurisé bio ou végétal) + arômes (cannelle, vanille…) + sucre intégral ;
- tartes (pâte à gâteau maison au beurre + farine d'épeautre bise (ou 1/2 bise, 1/2 épeautre moulu) + eau + sel, avec ou sans liaison). Pour les tartes aux fruits juteux, recouvrir le fond d'amandes ou de noisettes moulues.

Pour éviter de perturber la digestion (fermentation), il ne faut pas consommer de fruits crus en fin de repas, à l'exception de l'ananas et des baies rouges (framboises, myrtilles…).

⇨ Pour les malades, les convalescents et les enfants

Le petit-déjeuner

Il se peut que des petits-déjeuners riches, tels que la crème Budwig, soient trop copieux et fatiguent le système digestif affaibli.

On choisira donc parmi les variantes proposées au chapitre X, en essayant d'avoir un aliment de chaque catégorie : aliment protéiné, céréale complète bio, graine oléagineuse, élément sucrant et fruits.

Dans le tableau ci-contre, vous trouverez des combinaisons de petits-déjeuners basiques, en équilibre acido-basique ou au contraire acides, ces derniers étant de préférence à éviter.

Aliments basiques	Équilibre acido-basique	Aliments acides
Compote de pommes maison Pain d'épeautre complet Purée d'amandes Yaourt de brebis Jus d'ananas frais sans sucre	Banane Biscottes Pain des fleurs Beurre frais de bonne qualité (bio) Miel de bonne qualité Jus de pommes bio	Compote de pommes au sucre blanc Pain de mie blanc Œuf à la coque Fromage Café au lait
Fruits de saison frais Flocons de châtaignes et soja Lait de riz Tisane avec sucre de canne intégral	Birchermüesli avec flocons d'avoine Lait pasteurisé bio Compotes de poires Thé noir léger et jus de citron	Croissants Margarine Confiture au sucre blanc Jus d'oranges
1/2 pamplemousse frais Birchermüesli avec germes de blé Yaourt de soja 1 poignée d'amandes Thé vert aux fruits rouges	Lait d'amandes et cacao bio Fromage blanc battu additionné de fruits frais Raisins secs Tisane de menthe avec sucre de canne intégral	Pain toast blanc Beurre industriel Jambon Thé au sucre blanc
Jus de fruits frais Pain des fleurs au quinoa Purée d'amandes Infusion	Fruits secs Pain d'épeautre et chèvre frais Thé vert aux fruits rouges	Tartines Thé noir (petit-déjeuner d'une maison de retraite)

Le repas de midi

Menus types convalescents	Menus types malades
Salade d'endives avec noix Tranche de dinde Choux rouges aux châtaignes Pommes de terre	1 avocat + 1/2 pamplemousse Potage de carottes et pommes de terre 1 œuf à la coque mollet Compote de pommes
Salade mixte de saison Risotto aux bolets et à la courge	Jus de carottes et betteraves Quinoa aux petits légumes
Jus de légumes/fruits Filet de saumon Épinards à l'ail Riz basmati complet	Endives en salade avec carottes râpées et amandes fraîchement moulues Riz complet aux lentilles corail Ratatouille
Assiette de crudités de saison 2 œufs au plat Brocolis et choux-fleurs Röstis	Salade de cresson, radis et tomates Fromage frais de chèvre ou sérac Pommes de terre en robe des champs

Le repas du soir

Il faut ici distinguer le cas d'une maladie chronique du cas d'une maladie aiguë ou d'une poussée évolutive.

En cas de maladies chroniques

Les conseils sont les mêmes que précédemment. Mais il est fortement conseillé de :

- consommer un petit-déjeuner crème Budwig si elle est supportée[6] – la consommation régulière de céréales complètes crues le matin apporte une énergie qui s'avère essentielle pour fortifier les forces de guérison ;

[6] La crème Budwig peut, chez certains organismes malades, être mal supportée à cause d'une fatigue des fonctions hépato-vésiculaires.

- veiller à un apport régulier de 2 cuillerées à soupe[7] d'huile vierge de tournesol ou de carthame par jour (à répartir entre les deux ou trois repas et à consommer avec les aliments) ;
- boire entre un et deux litres d'eau par jour, afin de drainer les reins, les « laver » et éviter un dépôt de matériel acide à leur niveau (lithiases rénales) ;
- manger moins de protéines d'origine animale – on pourra ainsi ne manger de la viande, du poisson ou des œufs qu'un jour sur deux ;
- s'imposer définitivement comme règle de vie un repas très léger le soir.

En cas de maladie aiguë ou de poussée évolutive
Les règles seront ici plus strictes. On peut schématiser un régime détoxiquant de trois semaines de la façon suivante.

Première semaine
Il faudra se nourrir exclusivement de fruits frais et crus, de jus de fruits fraîchement pressés, le tout pris en petites quantités et en plusieurs repas.

Deuxième semaine
Trois repas par jour composés exclusivement d'aliments crus. Fruits frais et jus de fruits, fruits secs et graines oléagineuses, céréales moulues crues, jaune d'œuf cru, fromages frais, huiles vierges, légumes et jus de légumes frais.

- La crème Budwig peut être introduite chaque matin.
- Le repas de midi sera composé de légumes crus arrosés d'huile vierge et d'une cuillerée à café de céréales crues fraîchement moulues + 1 jaune d'œuf cru et du fromage frais.

[7] Soit l'équivalent de 12 à 25 g d'acides gras poly-insaturés sous forme CIS-CIS biologiquement actifs.

- Le repas du soir sera léger : fruits secs, miel, graines oléagineuses (noix, amandes, tournesol…) + yogourt avec une cuillerée d'huile vierge.

Troisième semaine
Identique à la deuxième semaine, mais en introduisant des céréales cuites et des légumes cuits une seule fois par jour.

Les protéines animales, trop acidifiantes, se trouvent donc impérativement exclues d'un tel régime détoxiquant. Elles seront réintroduites à la quatrième semaine deux fois par semaine au début, puis plus souvent, selon les habitudes alimentaires individuelles.

Pendant la première semaine, il est conseillé de pratiquer un lavement rectal de deux litres chaque soir, puis tous les deux jours pendant la deuxième et la troisième semaine.

X

Les recettes

Le petit-déjeuner

La crème Budwig (recette de base pour 1 personne)

- 4 c. à café de séré maigre (si possible non homogénéisé) ou de fromage blanc maigre (de 0 % à 20 %) ou du blanc battu, ou 1 yaourt de brebis ou de soja ;
- 2 c. à café d'huile de lin, de cameline, de germes de blé ou de noix, bio, garantie de première pression à froid (la pression des graines ne doit pas dépasser 40 °C) ;
- 1/2 jus de citron ;
- 2 c. à café d'une céréale fraîchement moulue (dans un moulin à céréales ou à café), changer chaque jour, au choix : sarrasin (constipe), avoine (relâche l'intestin), orge mondé, riz complet (constipe), millet doré ou millet brun sauvage, éventuellement quinoa (pas de blé, d'épeautre, de seigle ou de mélange de céréales) ;
- 1 c. à café d'une graine oléagineuse, changer chaque jour, au choix : lin (moudre), sésame (moudre), amandes, noisettes, noix, pignons, tournesol, courge, pistache ;

- 1 banane bien mûre (écrasée ou en rondelles) ou du miel ou du sucre de canne intégral ;
- des fruits de saison mûrs (sauf fruits acides type orange, pamplemousse, mandarine, ananas… et le kiwi).

Préparation :

⇨ Battre vigoureusement le séré et l'huile en crème. L'huile sera d'autant mieux supportée et assimilée que l'émulsion est complète.

⇨ Ajouter le jus de citron, la céréale et l'oléagineux, la banane ou le miel ou le sucre et les fruits frais ou/et secs.

Pour moudre céréale et oléagineux, un moulin à café électrique est suffisant, mais la vitesse de rotation des pales peut provoquer un échauffement de certaines graines. Il est donc préférable d'utiliser un petit moulin à céréales manuel où les céréales et les graines sont moulues par une pierre.

Ces proportions sont données pour un adulte de constitution moyenne. Il faut veiller à les respecter. Il importe, en particulier, de ne pas augmenter inconsidérément la ration de céréales. Dans cette recette, ce sont les seuls éléments de type acidifiant, et une trop grande quantité de céréales, à part de rendre la crème pâteuse et peu digeste, risque d'acidifier peu à peu l'organisme, surtout si la personne est sédentaire[8].

Il est également possible de remplacer le fromage blanc par un lait végétal[9], comme le lait de soja ou le lait d'amande.

Il existe diverses variantes, par exemple :

[8] Les céréales fournissent des acides dits « faibles » qui sont facilement éliminés par voie pulmonaire. L'exercice physique, par l'augmentation du rythme et de l'amplitude respiratoire qu'il provoque, constitue en cela un excellent moyen de détoxication des matériaux acides de ce type.

[9] Le lait de vache est souvent allergisant après homogénéisation et pasteurisation, mais il peut être utilisé dans sa version crue, écrémé.

La crème Budwig en version « dissociée » (pour 1 personne)

Boire à jeun 1 verre d'eau tiède additionné du jus d'un demi-citron ; manger un fruit ou une salade de fruits (frais, de saison) ; bien émulsionner 2 c. à café d'huile de lin ou de cameline dans 1 yaourt de brebis ou de soja ; 1 ou 2 biscottes type Pain des fleurs ou du pain d'épeautre bio au levain (pour le dimanche, tresse à l'épeautre) et, pour tartiner, de la purée d'amandes ou un peu de beurre de laiterie et du miel, éventuellement un peu de confiture au sucre de canne complet.

Ou encore les propositions d'Hélène Girard de l'Association Kousmine Française :

La crème complète de fruits de saison (pour 1 personne)

2 à 4 c. à café de sarrasin décortiqué ou riz complet ou millet • jus d'1/2 citron • 1 pomme • 1/2 banane (facultatif) • 1 c. à café de purée d'oléagineux : amandes, noisettes ou sésame • 2 c. à café d'huile vierge biologique de première pression à froid riche en oméga 3 : lin, cameline, chanvre, noix (germe de blé ou colza) • fruits de saison locaux.

Préparation :

- ⇨ Mettre dans un bol 2 à 4 c. à café de sarrasin décortiqué ou riz complet ou millet, cru, fraîchement moulu ou en flocons frais (un moulin à café convient très bien, ou une floconneuse).
- ⇨ Verser sur la farine ou les flocons fraîchement préparés, le jus d'un demi-citron et mélanger pour que la farine soit complètement mouillée. C'est cette opération qui permet la bonne digestibilité de l'amidon cru. Réserver.
- ⇨ Laver la pomme, la couper en morceaux et la mettre dans un blender avec peau et pépins, avec, éventuellement, la banane. Ajouter la purée d'oléagineux et 2 c. à soupe d'eau. Mixer.
- ⇨ Verser cette crème sur le mélange de céréales et citron, ajouter l'huile. Mélanger énergiquement : l'huile doit disparaître.
- ⇨ Ajouter des fruits de saison, entiers, en morceaux, râpés ou mixés, selon le goût.

Variantes :

- Ajouter 1 à 2 c. à café de spiruline en brindilles ou de pollen frais congelé.
- Remplacer la purée d'oléagineux par des amandes trempées quelques heures à une nuit, des noisettes, des graines de tournesol trempées ou du sésame moulu.
- Remplacer la pomme par une poire ou une pêche.
- Remplacer la banane par des figues fraîches ou séchées trempées, ou encore des raisins secs, abricots secs… trempés une nuit.
- Remplacer la céréale crue par la céréale trempée puis germée (surtout sarrasin ou quinoa).

La crème légère de fruits de saison (pour 1 personne)

Si l'on a moins faim : comme ci-dessus, mais sans la céréale et le citron, soit : fruits frais + 1 c. à café de purée d'oléagineux + 2 c. à café d'huile vierge biologique.

Lait de riz fruité (pour 1 personne)

- 1 pomme, 1 pêche, 1 poire ou 1 banane… • 1 verre de lait de riz • 1 c. à café de purée d'oléagineux ou d'oléagineux trempés • 2 c. à café d'huile vierge biologique de première pression à froid riche en oméga 3 : lin, cameline, chanvre, noix (germe de blé ou colza) • 1 c. à café de spiruline en brindilles (facultatif)

Préparation :

⇨ Mettre tous les ingrédients dans un blender, sauf l'huile, mixer.
⇨ Ajouter l'huile, mélanger énergiquement, c'est prêt.

Soit par manque de temps, soit par une aversion pour un ou plusieurs ingrédients, certaines personnes se trouvent confrontées à un problème de choix. D'autres alternatives sont encore possibles.

Le petit-déjeuner type « Birchermüesli »

Il existe de nombreuses préparations commerciales de ce mélange de flocons de diverses céréales, de miel et de fruits secs (il faut être attentif aux ingrédients : pas d'huile végétale ou de palme, même bio !). Les mélanges de flocons de céréales contiennent souvent du blé (froment) et du seigle ; ces céréales consommées crues sont indigestes. De surcroît, les flocons de céréales par le procédé de floconnage perdent 50 à 70 % de leurs vitamines.

Les flocons sont généralement réhydratés dans du lait (de vache, bio pasteurisé et non UHT ou un lait végétal de riz, amandes...), du fromage blanc, un yaourt de brebis ou de soja... le tout étant agrémenté de fruits frais.

Autres petits-déjeuners

- Biscottes complètes (sans graisse végétale ou de palme) ou pain complet (100 g) accompagnés de fromages frais (sérac, ricotta, fromage de chèvre ou de brebis).
- Biscuits de céréales complètes avec du miel et des fruits secs, complétés d'oléagineux (noix, noisettes, amandes) et d'un fruit frais.

Ces solutions sont bonnes et permettent un apport énergétique et calorique suffisant. On peut aussi accepter les flocons de céréales comme étant un bon compromis pour une personne en bonne santé. *Ces petits-déjeuners ont pourtant l'inconvénient de ne pas apporter d'huiles vierges biologiques de première pression à froid qui sont indispensables.*

Les entrées

Voici plus en détail les différentes variantes pour débuter les repas de midi et du soir par les aliments crus additionnés d'huile vierge de première pression à froid : assiette de crudités, jus de légumes/fruits ou bâtonnets de légumes et dip « maison ».

Salades

Sauce à salade (pour 1 personne)

- 1/2 c. à café de moutarde bio ;
- 1/2 c. à café de vinaigre de pommes ou de cidre bio, de jus de citron ou de tamari (sauce soja sans gluten) ;
- un peu de sel marin aux herbes bio (pas d'Aromat®).

➪ Bien mélanger pour faire fondre le sel.

Ajouter 1 c. du mélange d'huiles Kousmi'life®[10].

➪ Bien émulsionner.

Selon les goûts, ajouter :

- échalotes, ail, oignons
- herbes, de préférence fraîches, sinon sèches : estragon, thym, sauge, marjolaine, aneth, sarriette, romarin, origan...
- épices : curcuma, paprika...
- algues séchées : salade de la mer, en paillettes... ou fraîches
- graines oléagineuses : tournesol, courge, pignon, noix, châtaignes...
- graines germées : brocoli, oignon...
- graines digestives : fenouil, cumin, anis, carvi...
- olives

Salade fraîche de fenouil et de pamplemousse rose (pour 4 personnes)

- 2 gros fenouils • 1 pamplemousse rose • quelques noix grossièrement hachées • sel marin

Préparation :

➪ Éplucher et laver les fenouils, les faire tremper 1 h dans de l'eau additionnée de sel marin.

➪ Hacher finement les fenouils 1/4 h avant de les servir.

➪ Ajouter les noix à la sauce à salade et mélanger avec les fenouils.

[10] L'huile Kousmi'life® est mélange équilibré en oméga 6 et oméga 3 pour un usage santé quotidien et familial. Elle se compose de : noix 40 %, colza 30 %, tournesol 20 % et olive douce 10 % (Huilerie Vigean).

- Servir sur des petites assiettes.
- Peler le pamplemousse rose à vif, détailler les quartiers. Les disposer en corolle sur la salade de fenouils.

Salade de champignons d'été aux mûres (pour 6 personnes)

500 g de champignons d'été, rose des prés, chanterelles, coprins, coulemelles et bolets à défaut des champignons de Paris • 250 g de mûres • 1 poignée de noisettes décortiquées • 1 botte de ciboulette • 8 cl de vinaigre balsamique blanc • 12 cl d'huile de noisette • 12 cl de demi-crème pasteurisée bio • fleur de sel • poivre blanc Muntok fraîchement moulu

Préparation :

- Versez la crème dans un récipient et mettez-le au congélateur.
- Nettoyez soigneusement les champignons.
- Lavez et hachez finement la ciboulette.
- Nettoyez les mûres.
- Dans un plat creux, mélangez l'huile, le vinaigre, le sel et le poivre.
- Fouettez la crème et incorporez-la délicatement au mélange dans le plat.
- Versez les champignons et la ciboulette, mélangez.
- Ajoutez les mûres et les noisettes et mélangez de nouveau.

Salade de chou blanc (pour 4 personnes)

600 g de chou blanc • environ 3 l d'eau bouillante salée • 2 pommes • 1 à 2 c. à café de cumin

Préparation :

- Couper ou raboter le chou en fines lanières.
- Mettre dans une passoire, plonger environ 30 sec dans l'eau salée, laisser égoutter.
- Mélanger avec la sauce à salade (voir ci-dessus).
- Ajouter le cumin et les 2 pommes passées à la râpe à röstis. Servir immédiatement.

Jus de légumes et/ou de fruits

De préférence, ces jus sont faits maison à la centrifugeuse ou à l'extracteur de jus (sinon achetés en bouteille bio et sans jus d'oranges). Ajouter 1 c. à soupe du mélange d'huiles Kousmi'life®, d'huile de tournesol ou de noix vierge, bien émulsionner et boire lentement.

Cocktail rouge (pour 1 personne)

Brosser 4 carottes, peler une petite betterave rouge crue, peler un morceau de gingembre et passer le tout à la centrifugeuse ou à l'extracteur de jus. Ajouter le jus d'un demi-citron directement dans le verre de jus.

Cocktail orange (pour 1 personne)

Brosser 4 carottes, couper une pomme en quartiers ainsi qu'un petit fenouil et passer le tout à la centrifugeuse ou à l'extracteur.

Cocktail vert (pour 1 personne)

Passer à l'extracteur de jus de préférence sinon à la centrifugeuse 3 branches de céleri, 1 concombre, 1 grosse poignée de feuilles vertes (épinard, mâche, laitue, etc.), 1 petite pomme type gala et 1 morceau de gingembre. Presser 1 citron vert directement dans le verre de jus.

Bâtonnets de légumes trempés dans un dip « maison »

On prépare divers bâtonnets de légumes de saison (carottes, concombres, céleri branche, chou-rave...), feuilles d'endives, champignons frais, radis... que l'on trempe dans une dip « maison » préparé comme suit : séré maigre ou chèvre frais ou tofu soyeux dans lequel on émulsionne 1 c. à soupe d'huile de tournesol vierge ou de noix (huilerie Vigean) ou du mélange Kousmi'life® + sel aux herbes + au choix, herbes, ail, oignon, échalote, curry, curcuma, paprika, algues en paillettes...

Autre variante

Pour gagner du temps, l'entrée peut parfois se composer d'un *avocat* accompagné d'*un demi-pamplemousse*. L'avocat étant un fruit oléagineux, il apporte le cru et l'huile en début de repas. Toutefois, l'apport en oméga 3 et oméga 6 ne sera pas suffisant avec cette variante.

Le repas de midi

Les **protéines animales** seront consommées de préférence au repas de midi. Il ne nous semble pas nécessaire de mentionner ici des recettes spécifiques. En fonction des goûts, les viandes et poissons peuvent être préparés au four, grillés à la poêle avec 1 goutte d'huile d'olive, en papillote, etc., accompagnés ou non d'une des sauces « maison » proposées ci-dessous :

Les sauces « maison »

La béchamel à l'huile d'olive

2 c. à soupe d'huile d'olive • 2 c. à soupe de farine bise (ou de sarrasin...) • 1 verre de lait de riz ou de soja • muscade, sel, poivre

Préparation :

- ⇨ Délayez dans une casserole la farine bise avec l'huile d'olive et le lait de riz.
- ⇨ Ajoutez un peu de muscade, salez, poivrez et remuez à feu doux jusqu'à épaississement.

La mayonnaise aux lentilles

1 bol de lentilles vertes cuites • 1/2 verre d'huile d'olive • sel, poivre • 1/2 c. à café de cumin en poudre

Préparation :

- ⇨ Mettez les lentilles dans le bol du robot.
- ⇨ Salez, poivrez.
- ⇨ Ajoutez le cumin et incorporez l'huile d'olive par petites fractions.
- ⇨ Vous obtenez une pâte très homogène.

L'aïoli

1 gousse d'ail • 1 jaune d'œuf • sel • moutarde • 2 dl d'huile d'olive • 1 c. à soupe de vinaigre • 1 pomme de terre cuite à la vapeur

Préparation :

⇨ Mélanger jaune d'œuf, moutarde et sel. Ajouter quelques gouttes d'huile d'olive en fouettant vigoureusement.

⇨ Lorsque la mayonnaise prend, ajouter un peu d'huile d'olive, fouetter.

⇨ Répéter l'opération jusqu'à l'obtention d'une masse ferme.

⇨ Ajouter un filet de vinaigre. Remuer soigneusement. Ajouter de l'huile et fouetter jusqu'à obtention de la quantité désirée.

⇨ Ajouter l'ail épluché, sans le germe, malaxé en purée, et une pomme de terre cuite écrasée.

⇨ Servir avec le poisson.

La salsa verde

1/3 de tasse d'aneth haché • 1/3 de tasse de persil plat haché • 1/3 de tasse de menthe hachée • 2 gousses d'ail émincées • 1 c. à soupe de moutarde • 8 filets d'anchois • 3 c. à soupe de câpres • 1/3 de tasse d'huile d'olive • 2 c. à soupe de jus de citron

Préparation :

⇨ Mélanger au robot herbes, ail, moutarde, câpres et anchois.

⇨ Ajouter l'huile d'olive et le jus de citron. Mélanger.

⇨ Servir la sauce à part.

Accompagnements

Pommes de terre farcies (pour 1 personne)

1 pomme de terre non pelée et bien lavée (2 pour les gros appétits) • fromage blanc maigre ou fromage 1/4 gras • 1 œuf • 1 c. à soupe de sésame moulu • herbes aromatiques fraîches hachées • un peu d'extrait vitaminé à base de levure de bière (Cenovis®) ou un peu de tamari • facultatif : cumin • 1 tranche de jambon dégraissée ou un reste de viande hachée

Préparation :

- ⇨ Cuire les pommes de terre entières (175 °C) sur la grille du four (si l'on est pressé, les cuire dans une casserole à 70-75 °C).
- ⇨ Les laisser refroidir un peu et les creuser délicatement pour ne pas les défaire.
- ⇨ Mélanger ce que vous avez prélevé de la pomme de terre – ou tout au moins une partie – avec le reste des ingrédients.
- ⇨ Farcir les pommes de terre.
- ⇨ Les déposer dans un plat supportant la chaleur et les remettre au four (100 °C) jusqu'à ce qu'elles soient chaudes.
- ⇨ Servir ce plat avec une salade copieusement arrosée de sauce.

Chou rouge à la cannelle et pommes de terre (pour 4 personnes)

± 1 kg de chou rouge • 1 oignon haché • 1 c. à soupe d'huile d'olive • 1 grosse pomme • 1 feuille de laurier • 1 bâton de cannelle • ± 1 c. à café de sel, poivre et muscade • ± 2 dl de bon vin rouge ou de cidre • 1 c. à soupe de riz à grains ronds complet • 8 pommes de terre

Préparation :

- ⇨ Partager le chou rouge en quatre, ôter le trognon et couper en lanières larges.
- ⇨ Faire revenir l'oignon haché dans une grande casserole dans 1 c. à soupe d'huile d'olive.
- ⇨ Ajouter le chou rouge, étuver.
- ⇨ Incorporer une grosse pomme râpée à la râpe à rösti.
- ⇨ Ajouter une feuille de laurier, un bâton de cannelle.
- ⇨ Ajouter 1 c. à café de sel, poivre et muscade.
- ⇨ Mouiller avec environ 2 dl de bon vin rouge ou de cidre.
- ⇨ Ajouter 1 c. à soupe de riz à grains ronds complet.
- ⇨ Laisser mijoter 1 h environ à couvert.
- ⇨ Cuire à la vapeur douce 8 pommes de terre pendant 15 min.
- ⇨ Retirer cannelle et laurier.

Les protéines végétales – combinées à une céréale – remplacent avantageusement les protéines animales. Elles seront consommées en général le soir, mais pour les personnes qui le désirent elles peuvent également être consommées à midi. Elles ont l'avantage d'être moins acidifiantes.

Tajine de pois chiches (pour 4 personnes)
100 g de pois chiches • 40 g d'olives noires • 100 g de carottes • 100 g de courgettes • 100 g de céleri • 100 g d'oignons • 1 fenouil • 1 gousse d'ail (facultatif) • 1 à 2 feuille(s) de citronnelle • coriandre • cannelle • 1 c. à soupe d'huile d'olive • quelques pruneaux secs bio

Préparation :

⇨ Faire germer les pois chiches rincés dans un peu d'eau environ 24 h.
⇨ Faire cuire les pois chiches germés à feux doux entre 30 mn et 1 h (facultatif, favorise la digestion).
⇨ Laver, éplucher, émincer les petits légumes.
⇨ Disposer les petits oignons et l'ail dans le tajine, les dorer dans un fond de bouillon végétal.
⇨ Cuire 15 mn avec les légumes et les pruneaux. Ajouter les épices et les olives ciselées.
⇨ Cuire une céréale sans gluten à part : millet, quinoa, amarante, polenta…
⇨ Ajouter l'huile d'olive avant de servir.

Soufflé de céréales (pour 4 personnes)
200 g d'une céréale à peine rôtie, puis moulue et trempée • sauce béchamel légère • 3 jaunes d'œuf • 3 blancs d'œuf battus en neige • 30 g de fromage râpé

Préparation :

⇨ Lorsque la béchamel est suffisamment consistante, la retirer du feu et ajouter les jaunes d'œuf et le fromage.
⇨ La mélanger à la céréale qui, gonflée, doit former une bouillie épaisse.
⇨ Incorporer délicatement les blancs d'œufs montés en neige et verser dans un plat à gratin.
⇨ Cuisson au four (175 °C) pendant 25 mn.
⇨ Ce soufflé peut se préparer, sucré ou non, avec n'importe quelle céréale.

Le repas du soir

Les soupes froides

Soupe glacée de concombres aux pommes vertes (pour 4 personnes)

1 concombre • 5 pommes granny smith • 4 petits oignons blancs • 1 citron vert non traité • 8 cl d'huile d'olive extra-vierge • 8 brins de coriandre fraîche • 2 brins d'aneth • 1/2 c. à café de tabasco • poivre noir • sel

Préparation :

⇨ Éplucher les pommes.
⇨ Couper les pommes en quartiers et retirer les trognons et pépins.
⇨ Peler le concombre et le couper en grosses rondelles.
⇨ Extraire 4 beaux zestes du citron.
⇨ Presser le citron pour en extraire le jus.
⇨ Éplucher et hacher grossièrement les oignons.
⇨ Verser dans le bol d'un mixeur les quartiers de pommes, les rondelles de concombre, l'oignon haché, les feuilles de coriandre, le jus de citron, les brins d'aneth, l'huile d'olive et le tabasco.
⇨ Mixer le tout finement.
⇨ Saler et poivrer à votre convenance.
⇨ Placer la soupe au réfrigérateur pendant 1 h.
⇨ Servir dans des petits verres longs givrés et décorer avec les zestes de citron.

Gaspacho tout blanc de radis noir au lait de coco (pour 6 personnes)

600 g de radis noir • 6 feuilles de persil plat • 25 cl de lait de coco • 25 cl d'eau • sel marin de Guérande • quelques gouttes d'huile de noisette

Préparation :

⇨ Lavez les radis, réservez un petit tronçon que vous n'épluchez pas et épluchez le reste et coupez les radis épluchés en petits cubes.

⇨ Lavez le persil.

⇨ Dans une casserole, versez le lait de coco et l'eau que vous portez à ébullition, ajoutez les cubes de radis et salez.

⇨ Laissez cuire à feu moyen environ 20 mn (une pointe de couteau doit traverser facilement les cubes de radis).

⇨ Versez ensuite dans le bol du robot et mixez votre préparation.

⇨ Mettez le bol au réfrigérateur afin qu'il refroidisse.

⇨ Au moment de servir, taillez le tronçon de radis non épluché en fine julienne, versez le gaspacho dans des petits bols individuels, parsemez de julienne de radis, disposez une feuille de persil et versez quelques gouttes d'huile de noisette.

Gaspacho de courgettes à la menthe fraîche (pour 4 personnes)

1 grosse courgette • 2 gousses d'ail • 2 échalotes • 50 cl de bouillon de légumes • 10 feuilles de menthe fraîche • 3 c. à soupe d'huile d'olive • 1 c. à soupe de fromage blanc • sel • poivre noir du moulin

Préparation :

⇨ Nettoyer puis débiter la courgette en petits dés. Réserver.

⇨ Éplucher puis émincer l'ail et les échalotes.

⇨ Dans une casserole, faire fondre à petit feu l'ail et les échalotes émincés avec l'huile d'olive.

⇨ Ajouter ensuite à la casserole les petits dés de courgette et 50 cl de bouillon de légumes.

⇨ Bien mélanger, puis laisser mijoter pendant 20 mn, en couvrant partiellement la casserole.

⇨ En fin de cuisson, retirer la casserole du feu, puis incorporer la menthe nettoyée.

⇨ Mixer le potage (hors feu) puis y ajouter le fromage blanc.

⇨ Ajouter sel et poivre pour ajuster l'assaisonnement, bien mélanger puis laisser refroidir avant de réfrigérer pendant au moins 1 h avant de servir.

⇨ Servir le potage bien frais dans des petits bols ou des verres.

Soupe de carottes à l'orange (pour 4 personnes)

1 kg de carottes • 1 l de bouillon de légumes (Morga® rouge) • 1 orange non traitée bio • 15 cl de demi-crème pasteurisée liquide bio • 10 cl d'huile d'olive extra-vierge • 1/2 c. à café de cumin • 1 branche de romarin • 1 c. à café de gingembre râpé • 1 brin de coriandre fraîche • sel • poivre

Préparation :

⇨ Éplucher les carottes et les couper grossièrement en rondelles.
⇨ Extraire le zeste de l'orange et le hacher très finement.
⇨ Presser l'orange pour en extraire le jus.
⇨ Effeuiller le romarin et le hacher très finement.
⇨ Faire chauffer le bouillon de volaille dans une grande casserole à feu moyen.
⇨ Ajouter les carottes et le romarin haché.
⇨ Laisser cuire à feu moyen pendant 30 mn.
⇨ Ajouter le zeste d'orange, le jus d'orange, le gingembre râpé et le cumin.
⇨ Saler et poivrer.
⇨ Laisser cuire encore 10 mn à feu moyen.
⇨ Mixer la soupe très finement avec un mixeur plongeant tout en ajoutant l'huile d'olive et la demi-crème.
⇨ Rectifier l'assaisonnement à votre convenance.
⇨ Servir la soupe en dispersant quelques feuilles de coriandre à la surface.

Soupes chaudes

Potage aux herbes (pour 4 personnes)

2 c. à soupe de riz moulu • 2 cubes de bouillon • 2 gousses d'ail hachées • 1 oignon haché • 1 petite pomme de terre râpée • 3 grosses poignées d'épinards • 1 l d'eau • 2 grosses poignées d'herbes aromatiques fraîches hachées (y compris du persil) • 1 jaune d'œuf battu dans 1 c. de lait

Préparation :

⇨ Cuire les cubes, l'ail, l'oignon et la pomme de terre dans 2 dl d'eau pendant 3 mn(70 à 75 °C).

⇨ Passer le tout au presse-purée (ou au mixer) et tenir au chaud sans nouvelle cuisson.

⇨ 5 min avant de servir, ajouter le reste de l'eau bouillante et le riz.

⇨ Verser dans une soupière au fond de laquelle vous aurez préalablement mis les herbes aromatiques.

⇨ Pour affiner ce potage, on peut mettre un jaune d'œuf dans la soupière en même temps que les herbes.

La soupe de lentilles corail (pour 4 personnes)

4 courgettes • 1 c. à café de curcuma • 2 pincées de cumin marocain • 1 tasse de lentilles corail • 1 c. à café d'un mélange d'algues séchées • 1 dl de lait de coco (noix de coco)

Préparation :

⇨ Couper les courgettes en deux puis en tronçons.

⇨ Ajouter le curcuma et le cumin, puis couvrez d'eau et de lait de coco.

⇨ Verser les lentilles corail et les algues.

⇨ Maintenez une cuisson douce jusqu'à ce que les lentilles soient fondantes (une quinzaine de mn).

⇨ Salez et poivrez.

⇨ Mixez et servez tiède.

Céréales

Taboulé inca (pour 4 personnes)

1 tasse d'amarante • 1 tasse de quinoa • 3 tasses d'eau • 2 c. à café de bouillon bio • 2 petits poivrons rouge et jaune • 50 g de petits pois • 1 petit concombre • maïs en grains (facultatif) • 1 oignon • 2 c. à soupe de graines de courge ou de tournesol • 1 dl de jus de citron

Préparation :

- ➪ Cuire l'amarante et le quinoa dans 3 tasses d'eau et 2 c. à café de bouillon bio, laisser cuire 10 mn à feu moyen puis laisser reposer 5 à10 mn. Laisser refroidir.
- ➪ Ajouter le jus de citron, les huiles et les graines de courge.
- ➪ Ajouter les poivrons, le concombre émincé, les petits pois, les oignons, l'ail, le maïs et la menthe.
- ➪ Épicer.
- ➪ Servir ce plat avec une salade verte.

Risotto de quinoa aux poivrons (pour 4 personnes)

2 verres de quinoa • 4 verres d'eau • 2 poivrons rouges bien mûrs • 1 carotte • 2 branches de persil • 1 pincée de gingembre en poudre • sel • 1 c. d'huile d'olive

Préparation :

- ➪ Lavez les poivrons rouges et brossez la carotte.
- ➪ Émincez les légumes en lamelles et faites-les cuire à l'étouffée dans une cocotte à fond épais avec un demi-verre d'eau et 1 c. d'huile d'olive.
- ➪ Dans une casserole, versez le quinoa et l'eau.
- ➪ Faites cuire à feu doux et à couvert jusqu'à ce que l'eau soit absorbée (environ 10 à 15 mn).
- ➪ Laissez gonfler hors du feu.
- ➪ Lorsque les légumes sont cuits, ajoutez le persil, salez et poudrez de gingembre.
- ➪ Versez dans le bol mixeur du robot et réduisez en coulis.
- ➪ Versez ce coulis dans la casserole de quinoa lorsque celui-ci est cuit, mélangez bien en ajoutant un filet d'huile d'olive.

Crêpes au sarrasin (pour 3 personnes)

200 g de sarrasin • 1 c. à café de sel • 4 dl d'eau ou 3 dl d'eau et 1 dl de lait de riz • 2 œufs

Préparation :

⇨ Moudre le sarrasin en farine.

⇨ Ajouter le sel, les œufs un à un puis l'eau.

⇨ Laisser reposer 1 h.

⇨ Sauter les crêpes dans une poêle antiadhésive badigeonnée d'un peu d'huile d'olive éventuellement.

Proposition de garniture :

• *Idées salées :* fromage de chèvre, pâte à tartiner, pâté végétal.

• *Idées sucrées :* jus de citron et sucre intégral ou miel, compotes diverses…

Risotto crémeux au thym (pour 4 personnes)

320 g de riz rond complet et double quantité d'eau • 3 échalotes • 3 carottes • 1 c. à soupe de bouillon de légumes en poudre bio • 100 g tofu aux herbes • ciboulette ou persil • 2 branches de thym

Préparation :

⇨ Mettre riz, eau, échalotes émincées, carottes en petits dés et le bouillon en poudre à cuire 30 mn.

⇨ Pendant ce temps, préparer la sauce cajou et les légumes.

Sauce cajou :

3 c. à soupe de purée de noix de cajou • 1,5 dl de bouillon de légumes.

⇨ Délayer délicatement au moyen d'un fouet la purée de noix de cajou dans le bouillon chaud. Ajouter au riz en fin de cuisson avec le thym effeuillé.

Légumes : pois gourmands, navets, radis.

⇨ Laisser les navets et les radis entiers, sans les peler s'ils sont bio. Effiler les pois gourmands.

⇨ Cuire les légumes 5 à 10 mn pour les garder croquants.

⇨ Ajouter au risotto le tofu aux herbes détaillé en petits dés et la sauce à base de purée de cajou.
⇨ Verser dans les assiettes et effeuiller du thym frais juste avant de servir.
⇨ Décorer avec quelques jeunes légumes et des brins de ciboulette.

Riz rouge savoureux (pour 3 personnes)

1 1/2 tasse de riz rouge rincé • 5 à 6 c. à soupe de haricots borlotti rincés • 500 g de betteraves rouges ou de carottes • 2 c. à café de bouillon végétal bio • 1 c. à café de baies en grains • 1 c. à moka de paprika

Préparation :

⇨ Tremper les haricots la veille.
⇨ Ajouter le bouillon et l'eau.
⇨ Ajouter le riz et le paprika, puis les betteraves ou les carottes coupées en petits dés.
⇨ Cuire à feux doux 20 à 30 mn et laisser poser 20 min.
⇨ Décorer avec quelques baies trempées.
⇨ Proposition : servir avec une salade de saison.

Quinoa au basilic (pour 4 personnes)

2 tasses de quinoa • 4 tasses d'eau • 1 c. à dessert de bouillon bio en poudre ou en pâte • 3 gousses d'ail sans le germe • 1 bouquet de basilic • sel • poivre • huile d'olive

Préparation :

⇨ Cuire quinoa, eau, bouillon et ail 15 mn.
⇨ Laisser reposer à couvert 5 mn.
⇨ Ajouter l'assaisonnement.
⇨ Réchauffer éventuellement.
⇨ Servir arrosé d'un filet d'huile d'olive.

Proposition : accompagner ce mets d'une salade et de légumes vapeur.

Pâtés végétaux

Pâté de pois chiches au curry (pour 4 personnes)

150 g de farine de pois chiches • 5 dl d'eau • 2 carottes • 2 échalotes • 1 gousse d'ail (facultatif) • 2 c. à café de cumin marocain • 5 c. à soupe d'huile d'olive • 1 c. à café de curry • 1 c. à thé de grains de céleri • sel

Préparation :

- ➪ Délayer la farine de pois chiches avec l'eau.
- ➪ Placer sur feu doux et remuer jusqu'à l'obtention d'une pâte épaisse, puis éteindre le feu.
- ➪ Laver et brosser les carottes avant de les râper.
- ➪ Écraser l'ail et émincer finement les échalotes.
- ➪ Verser l'huile d'olive dans une poêle, ajouter le curry.
- ➪ Faire revenir les légumes et les feuilles de céleri pendant deux ou trois minutes, puis saler.
- ➪ Incorporer les légumes dans la pâte à la farine de pois chiches.
- ➪ Verser dans un moule à cake huilé.
- ➪ Enfourner à thermostat 6 durant 35 mn, puis laisser refroidir.

Terrine de légumes aux aubergines, courgettes et fenouil (pour 6 personnes)

4 aubergines • 4 courgettes • 1 céleri branche • 1 tête de fenouil • 4 tomates • 1 pomme • sel • poivre Sarawak® • 1/2 fève de tonka râpée • huile d'olive • mélisse, menthe et basilic

Préparation :

- ➪ Épluchez tous les légumes, coupez le fenouil et le céleri en morceaux, les aubergines et les courgettes en lanières dans le sens de la longueur.
- ➪ Coupez les tomates et la pomme en rondelles.
- ➪ Ciselez les herbes.
- ➪ Préchauffez le four à 230 °C, thermostat 7.
- ➪ Faites blanchir les morceaux de céleri et de fenouil dans de l'eau bouillante salée.

- ⇨ Égouttez-les.
- ⇨ Pendant ce temps, dans une poêle, faites revenir les lanières d'aubergines et de courgettes dans de l'huile d'olive.
- ⇨ Égouttez-les sur du papier absorbant.
- ⇨ Dans une terrine, disposez une couche de tomates, une de pomme, salez et poivrez et une pincée de fève de tonka, un peu de mélisse ciselée, puis les courgettes, le fenouil, les aubergines, le céleri ; salez, poivrez et saupoudrez de fève de tonka et de mélisse et ceci jusqu'à épuisement des ingrédients.
- ⇨ Faites cuire 25 mn au four.
- ⇨ Servez chaud ou froid, avec des herbes ciselées.

Quiches aux légumes

Quiche aux poireaux

Pâte (avec gluten)

200 g de farine bise (T80) ou d'épeautre bise • 100 g de beurre de bonne qualité (bio) • 1/2 dl d'eau froide • 1 c. à café de sel

Préparation :

- ⇨ Sabler la farine et le beurre. Délayer le sel dans l'eau. Ajouter l'eau peu à peu.
- ⇨ Former une boule. Laisser reposer 10 mn au réfrigérateur.
- ⇨ Étendre la pâte dans un moule, remettre au réfrigérateur.

Pour une version sans gluten, voir recettes de pâte à gâteau ci-après.

Garniture :

4 poireaux (environ 300 g) • 2,5 dl de lait d'amande ou de riz • 3 œufs • 1 c. à soupe de fleurs de lavande (facultatif) • huile d'olive • sel • poivre

Préparation :

- ⇨ Chauffer le lait. Y infuser les fleurs de lavande 15 mn.
- ⇨ Laver les poireaux, les couper dans le sens de la longueur, rincer entre les feuilles. Égoutter.

⇨ Couper en tronçons d'un cm. Faire fondre dans un peu d'huile d'olive. Laisser refroidir.
⇨ Mélanger œufs et lait. Saler et poivrer. Ajouter les poireaux.
⇨ Verser sur la pâte, enfourner à 220 °C et cuire 30 mn. Servir tiède.

Variante à la courge

On remplace les poireaux par 600 g de courge ou potimarron passés à la râpe à röstis • laisser égoutter quelques minutes avant utilisation.

Pâte à gâteau sans gluten (pour une plaque de 28 cm de diamètre)

200 g de farine de sarrasin • 100 g de farine de riz complet • sel • 50 g d'huile d'olive • 1,2 dl (120 g) d'eau froide

Préparation :

⇨ Mélanger les deux farines et le sel. Ajouter l'huile d'olive. Mélanger à la spatule puis sabler à la main.
⇨ Ajouter l'eau peu à peu. Former une boule. Emballer dans du papier film. Mettre 10 mn au frigo.
⇨ Étaler au maximum sur du papier à pâtisserie avec le rouleau à pâtisserie. Déposer dans la plaque à gâteau et terminer d'étirer la pâte avec le bout des doigts.

Ou :

100 g de farine de sarrasin • 100 g de farine sans gluten • 2 dl de demi-crème • sel

Préparation :

⇨ Mélanger les deux farines et le sel.
⇨ Ajouter doucement la demi-crème. Former une boule.
⇨ Laisser la pâte reposer 30 mn au frigo.

Ou :

150 g de farine sans gluten (Schär®) • 50 g de poudre d'amandes blanches • 50 g de beurre • 100 g de séré • sel • sucre

Préparation :

- ⇨ Mélanger les ingrédients.
- ⇨ Former une boule. Laisser la pâte reposer 30 mn au frigo.

Purée de légumineuses

Purée de pois cassés

2 verres de pois cassés • 6 verres d'eau • 1 feuille de laurier • 1 gousse d'ail • 1 c. à café d'algues déshydratées • 2 c. à soupe de miso • 3 c. à soupe d'huile d'olive • sel • poivre

Préparation :

- ⇨ Mettez les pois cassés à cuire dans l'eau avec le laurier, l'ail émincé et les algues.
- ⇨ Au bout de 45 mn à petit feu (et en couvrant seulement au bout de 30 mn) il ne reste plus d'eau.
- ⇨ En remuant énergiquement avec une spatule en bois, les pois cassés s'écrasent facilement et on obtient une purée grossière (vous pouvez aussi la passer au moulin à légumes pour plus de finesse).
- ⇨ Délayez le miso avec l'huile d'olive, ajoutez quelques cuillerées d'eau tiédie pour obtenir une sauce brune.
- ⇨ Salez et poivrez.
- ⇨ Servez un dôme de purée en nappant de sauce.

Houmous

200 g de pois chiches secs • 2 c. à soupe de tahiné (purée de sésame) • 2 c. à soupe d'huile d'olive • le jus d'un demi-citron • ail • menthe fraîche pour le décor

Préparation :

- ⇨ Faire tremper les pois chiches pendant une nuit.
- ⇨ Cuire les pois chiches avec une pincée de sel pendant 1 h. Garder un peu d'eau de cuisson.

⇨ Mixer les pois chiches cuits avec 5 cl d'eau de cuisson, le tahiné, l'huile d'olive, le citron et l'ail. Ciseler de la menthe fraîche et servir.

Crème d'azukis

200 g d'azukis (petits haricots secs rouges) • 1 c. à café de sarriette • 2 c. à soupe de miso de riz • 4 c. à soupe de purée d'amandes blanches

Préparation :

⇨ Faites tremper les azukis un ou deux jours avant, en changeant l'eau quotidiennement.
⇨ Rincez les haricots, versez-les dans une casserole, recouvrez-les d'eau.
⇨ Placez sur feu doux, ajoutez la sarriette.
⇨ Quand les azukis sont cuits, mixez ou écrasez-les lorsqu'ils sont encore bien chauds au moulin à légumes.
⇨ Ajoutez plus ou moins de jus de cuisson de façon à obtenir une purée épaisse.
⇨ Incorporez la purée d'amandes qui va fondre dans le mélange et le miso (que vous pouvez au préalable dissoudre un peu dans quelques cuillerées de bouillon).
⇨ Ajustez l'assaisonnement à votre goût, laissez refroidir.

Tartare d'algues

Tartare à la Roscoff

300 g d'algues fraîches (nori, dulse, laitue de mer) • 1 c. à soupe de câpres au vinaigre • 6 petits cornichons • 1 oignon frais • herbes de saison (persil, ciboulette, basilic…) • huile d'olive de première pression à froid • vinaigre balsamique blanc • sel • poivre

Préparation :

⇨ Dessaler les algues fraîches (rincer à l'eau froide • faire tremper 10 mn dans un grand saladier rempli d'eau froide • éliminer les parties dures si nécessaire • sortir les algues à la main et vérifier l'eau de trempage

• tremper une deuxième fois si nécessaire • sortir les algues et les essorer à la main, poignée par poignée).

⇨ Hacher les algues au couteau japonais.
⇨ Hacher ensemble câpres, cornichons, oignon et herbes.
⇨ Mélanger le tout dans un grand saladier.
⇨ Saler, poivrer, ajouter l'huile d'olive et le vinaigre. Le mélange doit être onctueux.
⇨ Laisser reposer, puis goûter et rectifier l'assaisonnement.
⇨ Le tartare d'algues se sert sur un cracker de céréales ou un toast de légume : rondelle de concombre, de courgette, de tomate, feuille d'endive, champignon...

Tartare du commerce

Pour découvrir les saveurs des algues sans complications, on peut se procurer du tartare d'algues en magasin de santé (par exemple, marque Atlantica®).

Les tisanes

Le matin

Les toniques et les apéritives

• Infusion de menthe poivrée : 3 feuilles par tasse, laisser infuser 5 mn.
• Thé roïboos gingembre-citron.
• Infusion de thym, romarin.

La tisane anti-inflammatoire, antirhumatismale et qui draine l'acide urique

• Feuilles de cassis *(Ribes nigrum)*, feuilles de frêne *(Fraxinus excelsior)*, sommités fleuries de reine-des-prés *(Filipendula ulmaria)*, feuilles d'orties *(Urtica urens)*, racine de salsepareille *(Smilax aspera)*, fleur de verge d'or *(Solidago virga aurea)*, fleurs chardon bénit *(Carduus ou Cnicus benedictus)* 100 g ; 3 c. à soupe pour 1 l d'eau, bouillir 1 à 2 mn et laisser infuser 15 mn. À boire en plusieurs fois dans la journée et à espacer après amélioration.

- L'aubier de tilleul sauvage en décoction ; 2 c. à soupe pour 1 l d'eau. Bouillir 10 à 15 mn, puis laisser infuser 10 mn.

À midi

Les apéritives

- Mélange de graines de fenouil, d'anis et de feuilles de basilic, 1 c. à soupe par litre d'eau, faire bouillir 3 à 4 mn et laisser infuser 15 mn.
- Infusion de menthe poivrée et basilic.

Les anti-inflammatoires et les calmantes digestives (anti-acide)

- La tisane « harmonisante » d'Aries, infuser 1 c. à café par tasse.
- Le mélange de camomille matricaire fleur, guimauve racine *(Althaea off)*, plantain *(Plantago major)* : 50 g (3 c. à soupe) pour 1 l d'eau ; bouillir 3 mn et infuser 15 mn. À boire dans l'après-midi sur 2 jours.

Le soir

- Infusion de tilleul, 4 à 5 feuilles par tasse et laisser infuser 5 à 10 mn.
- Infusion de camomille, 1 c. à café par tasse et infuser.
- Infusion de verveine, 3 à 4 feuilles par tasse et infuser 5 min.

XI

L'utilisation de mélanges alcalinisants

Dans la plupart des cas de personnes malades, la prescription d'un régime basifiant est insuffisante. L'absorption d'un mélange basique à base de sels alcalins s'avère alors indispensable. La correction se fait par l'apport régulier de sels alcalins sous forme de poudre ou de comprimés.

Les sels basiques sont des sels d'acides faibles qui sont rapidement éliminés par les poumons sous forme d'acide carbonique. Les bases restantes permettent d'alimenter la réserve alcaline du sujet, épuisée par une acidose tissulaire chronique. Ainsi, la surcharge acide peut être remise en circulation à partir du mésenchyme où elle était stockée, pour être peu à peu éliminée par les reins. Il s'agit donc, principalement, d'acides minéraux, fortement liés, ne pouvant pas être éliminés par les poumons.

Il existe deux formes chimiques différentes permettant d'aider l'organisme à se désacidifier. Ce sont les carbonates (sels de l'acide carbonique) et les citrates (sels de l'acide citrique). Or, ces deux formes n'ont pas les mêmes indications thérapeutiques pour les raisons suivantes.

- L'acide citrique est un acide tricarboxylique de formule $C_6H_8O_7$
- L'acide carbonique est un acide mono-carboxylique de formule CO_3H_2.

  La formule chimique de l'acide citrique, qui comporte six atomes de carbone est donc plus complexe que celle de l'acide carbonique qui n'en comporte qu'un seul.

  La constante de dissociation exprime la « force » des acides faibles à rester intègres. Elle s'exprime en pK. Elle est d'autant plus élevée que l'acide faible est facilement dissociable, c'est-à-dire biodisponible.
- Pour l'acide citrique, le pK est de 4.75.
- Pour l'acide carbonique, le pK est de 10.33.

  Ce qui veut dire que l'acide carbonique est plus facilement dissociable, donc plus biodisponible que l'acide citrique.

On réservera donc les mélanges alcalinisants à base de citrates aux personnes en bonne santé, aux sportifs, aux cures de nettoyage, et on utilisera les mélanges alcalinisants à base de carbonates aux personnes malades, fatiguées, à toutes les personnes dont l'organisme a un pouvoir oxydatif amoindri.

En France

Acido'kyl® de Parinat

Acido'kyl est le complément alimentaire conçu par la **Fondation du Dr Catherine Kousmine**, à base de **bicarbonates**, de **minéraux** et de **plantes**. Les bicarbonates sont des composés alcalinisants faciles à utiliser par l'organisme, en comparaison avec les citrates par exemple. Acido'kyl est donc spécifiquement recommandé pour les personnes en faiblesse métabolique (fatigue, stress, maladies chroniques ...). La prise recommandée est de 4 comprimés par jour. La composition en ingrédients figure ci-dessous, pour 1 comprimé.

Composition pour un comprimé

• Carbonate de calcium	208,88 mg
• Cellulose microcristalline	100,00 mg
• Carbonate de magnésium	78,33 mg
• Bicarbonate de sodium	52,22 mg
• Bicarbonate de potassium	51,21 mg
• Spiruline	26,11 mg
• Cumin fruit poudre	16,97 mg
• Anis fruit poudre	16,97 mg
• Fenouil fruit poudre	16,97 mg
• Silice	2,60 mg
• Gluconate de zinc	1,31 mg
• Gluconate de manganèse	1,31 mg

Ergymag® de Nutergia

• Composition en produits actifs (100 %)	Citrate de potassium, poudre de Dolomite (carbonates de calcium et de magnésium) : vitamines PP, B5 et B6
• Composition des excipients (0 %)	Gélules « Végécaps » sans gélatine dosées à 450 mg de poudre
• % de produit d'origine naturelle :	100 %
• Charge sodée :	0 %
• Charge en protéines bovines :	Aucune protéine bovine dans le produit
• Présentation, forme galénique :	Boîtes de 50, 100, 300 gélules
• Papier pH-métrique joint :	Ayant une plage allant de 4 à 10
• Fabricant :	Nutergia (France)
• Particularité :	Sans lait, sans sucre

Association naturelle de calcium et de magnésium, la poudre de Dolomite offre les proportions idéales pour leur assimilation digestive (rapport Ca/Mg égal à 2). Ce produit associe donc les formes carbonates et citrates. Le potassium est indispensable à l'équilibre ionique au niveau de la vie cellulaire. Les vitamines B3 et B5 interviennent

comme cofacteurs dans de nombreuses réactions enzymatiques ou le calcium et le magnésium sont impliqués.
Complément nutritionnel *reminéralisant et désacidifiant,* Ergymag équilibre une alimentation trop riche en viandes, sucres blancs, sodas…, dont les métabolites acides sont responsables de la fuite des minéraux et des oligoéléments.
Ergymag exerce une double action : désacidifiante par les carbonates et les citrates, et minéralisante par un apport équilibré de minéraux des plus importants. Il peut être indiqué également chez le sportif pour neutraliser les excès d'acides lactiques produits par l'effort.

Mégabase® de Biodev Group
Complément alimentaire alcalinisant et reminéralisant. Vendu en pharmacie.

- Boite de 60 gélules avec papier pH Test. (Échelle 5,2-7,4)
  Code ACL n° 3401577265569
- Boite de 60 gélules sans papier pH Test.
  Code ACL n° 3401595153619

Chaque gélule végétale contient

• Bicarbonate de soude	200 mg
• Citrate de potassium	100 mg
• Carbonate de magnésium	67 mg
• Carbonate de calcium	136 mg
• Pollen	15 mg
• Argile verte	15 mg
• Fenouil *(foeniculum vulgare)*	22,5 mg
• Anis vert *(pimpinella anisum)*	22,5 mg
• Charbon végétal	20 mg

Utilisation : 2 à 4 gélules par jour à prendre avec les repas.
Biodev Group SA, BP 192, L-2011 Luxembourg
Tél. +352 2673 8980.

Mégabase est un complément alimentaire remarquablement équilibré, il contient en proportions harmonieuses : des substances alcalinisantes permettant d'atténuer les effets d'une alimentation trop riche en aliments acidifiants (viandes, sucres, café) ; des substances reminéralisantes pour apporter à l'organisme les éléments nutritionnels indispensables au maintien d'une parfaite réserve minérale ; des substances régulatrices du transit intestinal et antiputrides permettant d'éviter le développement d'une flore intestinale de putréfaction pathogène. L'association de ces trois points essentiels fait de Mégabase un complément alimentaire unique. Il répond ainsi aux exigences de la plupart des nutritionnistes et est particulièrement indiqué chez les personnes souffrant de trouble du transit, les sportifs, les femmes en période ménopausique et plus généralement tout individu soucieux de sauvegarder son capital santé. Mégabase peut aussi être indiqué contre les nombreux troubles intestinaux chroniques témoignant de la prédominance d'une flore de putréfaction : irrégularité du transit intestinal, gaz, ballonnements, mal digestion, colites, sensation de « gonflement en fin de journée », selles défaites, mauvaise odeur et leurs conséquences : fatigue chronique, acné d'auto-intoxication, troubles rhino-pharyngés chroniques et récidivants

En Suisse

Acido'kyl® de Parinat

La formulation suisse a été conçue afin de répondre aux exigences de la réglementation locale. Comparée à la formulation française, la composition suisse se distingue par les plantes utilisées ; les apports en bicarbonates, minéraux et oligoéléments sont identiques. La prise recommandée est de 4 comprimés par jour. La composition en ingrédients figure ci-dessous, pour 1 comprimé.

Composition pour un comprimé

• Carbonate de calcium	208,88 mg
• Cellulose microcristalline	100,00 mg
• Carbonate de magnésium	78,33 mg
• Bicarbonate de sodium	52,22 mg
• Bicarbonate de potassium	51,21 mg
• Spiruline	26,11 mg
• Citrus aurantium écorce	16,97 mg
• Gingembre rhizome	16,97 mg
• Papaye fruit	16,97 mg
• Silice	2,60 mg
• Gluconate de zinc	1,31 mg
• Gluconate de manganèse	1,31 mg

Ergymag® de Nutergia

Le produit distribué en Suisse a la même composition que le produit commercialisé en France.
Distribué en Suisse par Homéoswiss-Serolab

Basenmischung® (mélange de bases) et Probase® de Burgerstein

Il contient

- Les sels alcalins classiques : bicarbonate de soude et bicarbonate de potassium
- Du calcium et du magnésium dans le rapport physiologique de 2 à 1
- Du zinc qui exerce une action enzymatique régulatrice (anhydrase carbonique)
- La présence du manganèse améliore la condition physique des sportifs et accélère la dégradation de l'acide lactique en glucose (pyruvate carboxylase).

Le goût très agréable du mélange de bases est particulièrement adapté à une prise régulière du complément alimentaire et sur une longue période. Il est exempt d'additifs.

Composition

• Bicarbonate de soude	231 mg
• Bicarbonate de potassium	300 mg
• Carbonate de calcium	800 mg
• Carbonate de magnésium	300 mg
• Gluconate de zinc	15 mg
• Gluconate de manganèse	5 mg
• Sucre naturel de fruits	5 g

L'Équilibre Vital®

• Composition en produits actifs: (70 %)	Citrate de potassium / citrate de sodium sodium, citrate de calcium, citrate de magnésium, citrate de fer, citrate de manganèse
• Composition des excipients (30 %) :	Extraits de légumes/extraits de chicorée
• % de produits d'origine naturelle :	90 %
• Charge sodée :	231 mg de sodium par cuillerée à café
• Charge en protéines bovines :	Aucune protéine bovine dans le produit
• Présentation, forme galénique :	Pots de 250 g de poudre
• Papier pH métrique joint :	Ayant une plage allant de 4 à 8,5
• Particularité :·	Sans petit-lait, sans lactose, sans sucre, sans fructose, sans dextrose, sans maltodextrine

Rebasit® de Stern Apotheke

• Acide silicique précipité	5,5 g
• Citrate de manganèse bivalent	1,1 g
• Citrate de fer trivalent	16,4 g
• Citrate trisodique	745,6 g
• Citrate tripotassique	65,6 g
• Citrate tricalcique	123,0 g

• Dicitrate trimagnésique	37,3 g
• Excipient lactose	qsp 1000,0 g

Ce mélange n'est disponible en Suisse qu'en pharmacie.

Erbasit® de Biosana

- Citrate de calcium
- Citrate de potassium
- Citrate de sodium
- Citrate de magnésium
- Citrate de fer
- Citrate de manganèse
- Silice (acide silicique)
- Poudre de fruits
- Poudre de sureau, tilleul, fenouil, camomille, souci
- Excipient lactose

Se présente en boîte de 240 g de poudre ou de 90 comprimés.
Par l'adjonction de la pulpe naturelle de fruit, l'Erbasit est supérieur à la formule précédente sur le plan gustatif, ce qui n'est pas négligeable lors de cures longues.
Les minéraux contenus dans la formule sont essentiels pour la constitution des os, des cartilages vertébraux et des segments intra-articulaires. L'apport de fer et de poudre d'ortie soutient la régénération sanguine et prévient l'anémie.
C'est un mélange particulièrement intéressant pour l'enfant, l'adolescent et le convalescent.
Produit disponible en France.

Nimbasit® de Biosana

- Citrate de calcium
- Citrate de potassium
- Citrate de sodium
- Citrate de magnésium
- Citrate de fer
- Citrate de manganèse
- Poudre de fruits
- Petit-lait
- Poudre d'ortie

Se présente en boîte de 240 g de poudre ou de 90 comprimés.
La formule de Nimbasit diffère de l'Erbasit par le fait qu'elle ne contient pas de silice et qu'elle contient par contre du petit-lait.
Les vertus éliminatrices du petit-lait sont connues depuis l'Antiquité. Il permet en effet une élimination toxinique acide par une action sur les reins.
Produit disponible en France.

Mébasit® de Biosana

Mébasit est un troisième mélange de la même marque, plus reminéralisant. C'est un mélange intéressant à prendre régulièrement après la ménopause.
Produit disponible en France.

Basin® de Medinca

- Citrate de calcium
- Citrate de sodium
- Citrate de potassium
- Citrate de magnésium
- Citrate de cuivre
- Lactate de fer

- Lactate de strontium
- Lactate de manganèse
- Lactate de vanadium
- Excipient lactose

Ce mélange est intéressant par l'association de lactates qu'il contient et par son prix modique.
Produit disponible en France.

Basinetten® du Dr Dünner

- Citrate de calcium
- Citrate de potassium
- Citrate de magnésium
- Citrate de sodium
- Citrate de manganèse
- Acide ascorbique
- Acide citrique
- Gluconate de fer
- Poudre de cerise
- Poudre d'ortie
- Poudre de petit-lait
- Fructose
- Levure de bière

Poudre de petit-lait Biosana AG
Poudre de petit-lait Medinca SA

Ces deux excellentes maisons suisses mettent également sur le marché une poudre de petit-lait en granulés. Comme nous l'avons déjà signalé au début de ce chapitre, le petit-lait frais a un pH presque neutre (6,8 à 7). Mais 10 heures plus tard, le même petit-lait s'est acidifié et son pH est descendu vers 2 ou 3. Ainsi, le petit-lait très frais est déshydraté et il en résulte un produit alcalinisant naturel qui n'a pas les inconvénients d'un apport massif en sodium, comme la plupart des mélanges cités.

Basica® de Doetsch-Grether AG

• Citrate de calcium	400 mg
• Citrate de sodium	250 mg
• Citrate de potassium	250 mg
• Citrate de magnésium	100 mg
• Citrate de fer	5 mg
• Gluconate de zinc	5 mg
• Gluconate de manganèse	2 mg
• Citrate de cuivre	1 mg
• Iodure de cuivre	99,4 µg
• Molybdate de sodium	79,3 µg
• Chlorure de chrome	58,8 µg
• Sélénite de sodium	30 µg
• Sur lactose base pour 38 g de poudre	

En Allemagne

Alkala® de Sanum

• Sel marin	2,34 g
• Lactate de calcium	2,34 g
• Citrate de calcium	2,34 g
• Citrate de sodium	2,34 g
• Silicium	2,34 g
• Bicarbonate de potassium	11,72 g
• Sulfate de soude	11,72 g
• Bicarbonate de soude	117,22 g

Se présente en boîte de 150 g. *Distribué en Suisse par Ebi-Pharm.*

Mélange de bases Flügge (Flügge Diät GmbH)
Composition équilibrée de sels minéraux basiques comprenant

- Carbonate de calcium
- Carbonate de magnésie
- Terre de silice
- Tartre de sodium
- Sulfate de magnésium
- Bicarbonate de soude
- Sulfate de sodium
- Carbonate de manganèse

Ces mélanges très efficaces ont cependant l'inconvénient de contenir beaucoup de chlorure de sodium. Ils sont donc contre-indiqués en cas de prise de cortisone et de ses dérivés, ou chez les cardiaques.

Alcabain® (Mein Base) de Orgon
Mélange de poudre pour bain pour soins corporels alcalins. Le pH de l'eau du bain se situe vers 8.5. Le bain se prend à une température entre 36 et 37 °C et doit durer entre 30 et 45 minutes. On utilise 3 cuillerées à soupe de sels de bain.

Alcavie® (Wurzelkraft) de Orgon
Mélange de poudre de plantes basifiantes et riches en substances minérales : pollen, lécithine, germes de blé, plantes aromatiques, épices, fruits et légumes, graines de potiron, protéines de soja, ferments de céréales, amandes douces.

Le contrôle de la dose individuelle

	1e jour pH	2e jour pH	3e jour pH	4e jour pH	5e jour pH	6e jour pH	7e jour pH
matin							
midi							
soir							

Si un état d'acidose tissulaire chronique nécessite la prise de mélanges alcalinisants, il faut commencer par une prise matinale quotidienne d'une cuillerée à café du mélange choisi (ou 1 comprimé). On continue à contrôler régulièrement le pH trois fois dans la journée. Les résultats seront modifiés et les valeurs du pH urinaire se corrigeront. Dans le cas où une seule prise quotidienne ne suffit pas, il faudra augmenter la quantité de citrate soit en doublant la dose matinale, soit en ajoutant une seconde prise avant le repas de midi. En général, deux prises par jour sont suffisantes pour la plupart des individus.

Les sels alcalinisants se prennent dilués dans un grand verre d'eau tiède. Les comprimés s'avalent avec un grand verre d'eau. Une fois la posologie trouvée (qui est bien sûr différente d'un individu à l'autre), la prise de citrate sera poursuivie régulièrement pendant plusieurs mois, voire plusieurs années (une période d'au moins deux à trois ans est nécessaire pour corriger une acidose).

Le contrôle urinaire sera fait une fois tous les quinze jours environ afin de déterminer si la posologie convient toujours.

Les draineurs spécifiques de l'acide urique

Formasan sanum®

Le composant actif de Formasan est l'acide formique. Il est généré par l'activité des fourmis rouges *Formica rufa* et son extrait est utilisé depuis bien des générations en friction dans l'arthrose, l'arthrite et le rhumatisme.

Dans les forêts, les fourmis rouges sécrètent de l'acide formique dont les effluves se répandent autour de la fourmilière. C'est grâce cette diffusion que les végétaux qui meurent, les feuilles des arbres qui tombent au sol ne pourrissent pas, ne putréfient pas, mais fermentent en un compost naturel et forment de l'humus.

Dans l'organisme humain, l'acide formique s'intègre au métabolisme protidique. La substance vivante qui se dégrade court le danger de passer sous forme inorganique, minérale en se déposant dans les tissus sous forme d'acide urique ou de produits cataboliques du même genre. Pour mener à bien ce processus physiologique de dégradation des protéines, et éviter la déposition d'acide urique, l'être humain doit disposer d'acide formique.

Les patients tuberculeux ne forment pas ou peu d'acide formique et son utilisation dans la tuberculose a été très en vogue au début du siècle précédent.

Actuellement, l'essentiel de son utilisation réside dans les maladies rhumatismales de la diathèse arthritique acide. La préparation se fait sous forme de dilutions « en échelle » d'acide formique (mélange à parts égales de quatre dilutions : D6, D12, D30 et D200).

Si son utilisation thérapeutique convient à tous, il sera particulièrement indiqué en soutient, lors des cures de désacidification des terrains arthro-infectieux, tuberculiniques.

La dose thérapeutique du Formasan® est de 30 à 50 gouttes le soir au coucher.

Urarthone® Lehning

Connue depuis de nombreuses années, cette spécialité a pour composition : *Colchicum* D1, *Bryonia alba* TM, *Dulcamara* TM, *Viscum album* TM, *Kalium iodatum* D2, *Aurum muriaticum natronatum* D8, *Aqua silicata* D2, *Sulfur* D4, *Rubia* TM, *Natrum salicylicum* D3, *Betula alba* TM, *Mercurius corrosivus* D4, *Aqua distilata*, *Spiritus vini*.

Cette solution est traditionnellement utilisée dans les rhumatismes métaboliques (goutte, chondrocalcinose) et dans les poussées inflammatoires de l'arthritisme.

La posologie usuelle est d'une cuillerée à soupe, deux fois par jour, le matin à jeun et le soir au coucher. En cas de poussée inflammatoire : une prise supplémentaire, au moment de la crise.

À prendre dans un demi-verre d'eau ou dans une infusion.

Alkékenge

L'alkékenge *(Physalis alkekengi)* ou amour-en-cage, le coqueret du Pérou *(Physalis peruviana)*, l'herbe aux lanternes japonaises (*Physalis franchetii*), sont des espèces du genre physalis et de la famille des solanacées, plantes vivaces qui poussent dans les haies et les sols humides de 0,20 à 0,60 m dont on utilise les baies qui deviennent rouges à maturité.

Par son action de drainage de l'acide urique, l'alkékenge est un très bon antirhumatismal. On l'utilise aussi comme diurétique en cas de goutte, urée, lithiase urinaire.

En infusion, 20 g par litre d'eau : 3 tasses par jour.

En décoction, deux poignées de fruits par litre d'eau : faire bouillir 5 minutes ; à boire en 24 heures.

En gélules de 300 mg de poudre sèche : 3 à 6 gélules par jour

Conclusion

Nous venons de voir l'importance de la physiologie acido-basique de l'organisme. Son étude minutieuse nous conduit à des applications pratiques immédiates concernant l'hygiène et la santé de tous les jours. Toute perturbation durable de cet équilibre peut être responsable de troubles chroniques qui gênent la vie quotidienne.

Comprendre son organisme et ses réactions, observer et corriger ses déviations, c'est avoir une approche consciente et responsable de son comportement parfois erroné et de ses éventuelles conséquences. C'est le début d'une connaissance de soi qui commence par ce qui est le plus immédiatement visible : le corps physique.

Nul besoin d'être un spécialiste pour avoir une telle approche. Chacun peut être à l'écoute de certains signes s'il en a été préalablement averti : troubles du sommeil, fatigue matinale, problèmes de digestion, langue chargée et mauvaise haleine, transit irrégulier et selles malodorantes, urines trop acides... Tous ces signes sont autant de moyens qu'exprime notre corps pour nous manifester sa souffrance, son dysfonctionnement chronique.

Les considérer comme « normaux », accepter de les garder sans changer quoi que ce soit dans sa manière d'être, c'est aussi se résigner à tomber un jour plus gravement malade. Ces symptômes sont, en effet, les prémices d'une maladie future, maladie qui pourra se déclencher après une perturbation plus importante. Elle déséquilibrera alors – et de manière souvent définitive – l'organisme trop longtemps malmené, car négligé (un choc psychoaffectif important, une maladie infectieuse ne seront alors que les éléments déclenchants intervenant sur un terrain propice au développement d'une maladie grave).

Au-delà de ses aspects techniques indispensables à une présentation complète de la physiologie acido-basique de l'organisme, ce livre est destiné à tous et vise à une meilleure compréhension de notre fonctionnement intime. Seule cette compréhension pourra permettre une prise en charge réelle de la santé au niveau de chacun, car nous sommes tous individuellement concernés !

Malheureusement, notre attitude est encore bien souvent infantile : nous attendons que notre médecine fasse des prouesses, qu'elle découvre des remèdes à tous nos maux. Ou bien nous sommes persuadés que nous ne tomberons jamais malades, que la maladie est pour les autres ! Et pourtant, nous préparons chaque jour, de manière plus ou moins consciente, le lit de la plupart de nos troubles.

Mais la responsabilité est d'abord individuelle. Et l'action thérapeutique bénéfique proviendra certainement autant de la volonté de changer et du processus induit par cet effort que du changement lui-même.

Annexes

Tableau de contrôle

	1e jour pH	2e jour pH	3e jour pH	4e jour pH	5e jour pH	6e jour pH	7e jour pH
matin							
midi							
soir							

	1e jour pH	2e jour pH	3e jour pH	4e jour pH	5e jour pH	6e jour pH	7e jour pH
matin							
midi							
soir							

	1e jour pH	2e jour pH	3e jour pH	4e jour pH	5e jour pH	6e jour pH	7e jour pH
matin							
midi							
soir							

	1e jour pH	2e jour pH	3e jour pH	4e jour pH	5e jour pH	6e jour pH	7e jour pH
matin							
midi							
soir							

Fruits

Fruits acides	alcalinisant	acidifiant
Ananas	❍	
Citron	❍	
Clémentine	❍	
Grenade	❍	
Groseille	❍	
Mandarine	❍	
Orange		❍
Pamplemousse	❍	

Fruits mi-acides	alcalinisant	acidifiant
Abricot		❍
Cerise	❍	
Fraise	❍	
Pêche	❍	
Poire	❍	
Pomme	❍	
Prune		❍
Raisin	❍	
Tomate	❍	

Fruits doux	alcalinisant	acidifiant
Banane	❍	
Datte	❍	
Figue	❍	
Pomme douce	❍	
Raisin doux	❍	
Pomme	❍	

Fruits séchés	alcalinisant	acidifiant
Abricot		❍
Banane mûre	❍	
Figue	❍	
Poire	❍	
Pomme	❍	
Pruneau		❍
Raisin	❍	

Fruits neutres	**alcalinisant**	**acidifiant**
Melon	❍	
Pastèque	❍	

Fruits oléagineux	**alcalinisant**	**acidifiant**
Amandes sèches	❍	
Noisettes		❍
Noix sèches		❍
Pistaches		❍

Légumes

Faiblement amidonnés	**alcalinisant**	**acidifiant**
Asperge		❍
Aubergine	❍	
Brocoli	❍	
Cardon	❍	
Champignon	❍	
Chicorée	❍	
Chou	❍	
Chou-fleur	❍	
Ciboulette	❍	
Citrouille	❍	
Concombre	❍	
Cornichon	❍	
Courge	❍	
Courgette	❍	
Cresson	❍	
Endive	❍	
Épinard	❍	
Haricot vert	❍	
Laitue	❍	
Mâche	❍	
Oseille		❍
Poireau		❍
Poivron doux	❍	
Potiron	❍	
Radis	❍	
Rhubarbe		❍
Scarole	❍	

Moyennement amidonnés	**alcalinisant**	**acidifiant**
Artichaut		❍
Betterave (racine)	❍	
Carotte	❍	
Céleri rave	❍	
Chou de Bruxelles		❍
Échalote	❍	
Navet (racine)	❍	
Oignon		❍
Panais	❍	
Persil	❍	
Petit pois frais	❍	
Pissenlit	❍	
Rutabaga	❍	
Salsifis	❍	

À amidon concentré	**alcalinisant**	**acidifiant**
Châtaigne	❍	
Pomme de terre	❍	
Topinambour	❍	

Lipides	**alcalinisant**	**acidifiant**
Avocat	❍	
Olive	❍	

Glucides	**alcalinisant**	**acidifiant**
Miel		❍

Aliments de compromis

Légumes secs	**alcalinisant**	**acidifiant**
Fèves		❍
Haricots secs		❍
Lentilles séchées		❍
Pois cassés		❍
Soja	❍	

Céréales et dérivés	alcalinisant	acidifiant
Avoine		❍
Blé complet		❍
Farine blanche		❍
Farine de maïs		❍
Farine d'avoine		❍
Fécule		❍
Maïs		❍
Orge complet		❍
Pain blanc		❍
Pain complet		❍
Pâtes		❍
Pomme de terre		❍
Riz complet		❍
Sarrasin		❍
Seigle complet		❍
Semoule		❍

Produits laitiers

Lipides	alcalinisant	acidifiant
Beurre		❍
Crème fraîche		❍
Lait humain	❍	
Lait de vache pour enfant	❍	
Lait de vache pour adulte	❍	

Protéines maigres	alcalinisant	acidifiant
Caillé de lait sec pressé	❍	
Fromage blanc	❍	
Yaourt écrémé	❍	

Protéines grasses	alcalinisant	acidifiant
Comté		❍
Chèvre		❍
Emmental		❍
Gruyère		❍
Saint-Paulin		❍

Œufs	**alcalinisant**	**acidifiant**
Jaune	❍	
Blanc		❍

Aliments de dégénérescence

Substances animales	**alcalinisant**	**acidifiant**
Viande de veau		❍
Cœur de bœuf		❍
Cervelle de bœuf		❍
Crustacés		❍
Poissons		❍
Volailles		❍

Divers	**alcalinisant**	**acidifiant**
Alcools		❍
Cacao		❍
Condiments		❍
Épices		❍
Pâtisserie		❍
Sucre artificiel		❍

Les travaux de Louis-Claude Vincent

La bioélectronique est la science qui mesure objectivement, à partir de trois facteurs physiques connus, les courants électromagnétiques de la vie. Elle peut donc se définir comme la science des terrains biologiques. Elle se base sur les travaux de Louis-Claude Vincent, ingénieur hydrologue qui constatait, dès 1948, que le pH, le potentiel oxydo-réducteur (rH_2) et le facteur di-électrique (r ou rO_2), c'est-à-dire la résistance d'une solution au passage du courant électrique, permettaient de définir rigoureusement une solution chimique. Quelques années plus tard, il démontrait qu'il existait une relation entre l'état physico-chimique du sang et certains états pathologiques.

Janos Kémeny, professeur de physique et de mathématique à l'École polytechnique de Budapest, concluait que les trois facteurs bioélectroniques correspondaient rigoureusement aux trois facteurs de la cybernétique biologique et qu'ils étaient nécessaires et suffisants pour définir un terrain biologique.

Ces travaux, qui ont de multiples applications dans tous les domaines de la vie, ont été utilisés en médecine afin de classifier les diverses pathologies en fonction du terrain biologique défini par les données bioélectroniques.

Ainsi, par ces analyses, on peut définir :

- le reflet de la concentration toxinique du sang par la mesure de la résistivité : plus la densité toxinique sanguine est élevée, plus la pression osmotique est forte et plus la résistivité est faible ;
- le reflet de la charge métabolique acide du sang par la mesure du pH sanguin ;
- le reflet de la charge électronique, c'est-à-dire de l'état de polarisation positive-négative d'un organisme.

Ces trois paramètres sont, bien sûr, interdépendants et on doit les interpréter dans leur ensemble. Toute variation de l'un d'entre eux entraîne une adaptation, donc une modification des deux autres.

Dans la pathologie cancéreuse, le pH sanguin a tendance à s'élever vers des valeurs alcalines, le rH_2 augmente également alors que le r ou rO_2 diminue par surcharge électro-positive.

Remarquons d'ores et déjà qu'il se passe exactement l'inverse dans le prédiabète où pH et rH_2 diminuent et où le r augmente ; ce qui démontre la pertinence des vues du Dr P. Grobon (voir plus loin).

Notre sujet étant limité à l'équilibre acido-basique, nous nous en tiendrons ici à l'interprétation de ce paramètre. L'étude des variables bioélectroniques montre donc que le terrain cancéreux présente des valeurs de pH sanguin supérieures à 7,4 (et d'un $rH_2 > 24$), donc une tendance à l'alcalose sanguine. Il est également intéressant de constater qu'en cas de cancer, les coordonnées de l'urine et du sang varient en sens inverse par rapport à la parfaite santé. Alors que le sang se révèle de plus en plus alcalin et oxydé, avec une résistivité de plus en plus faible par surcharge en électrolytes, l'urine devient de plus en plus acide et il en résulte une insuffisance dans l'élimination des électrolytes. Tout se passe donc comme si le rein était le siège d'un phénomène d'inversion puisque, au lieu d'éliminer les déchets, il élimine les protons et les électrons de l'organisme.

Nous avons vu que les valeurs du pH sanguin varient à l'inverse des valeurs du pH tissulaire. Le sang est, en fait, le reflet inverse de l'état des tissus. Il est la vie en mouvement. L'homme tire sans cesse de son sang les forces qui le soutiennent et il rejette, d'autre part, dans son sang tout ce dont il n'a pas besoin.

Il se passe ici un double phénomène: le sang tire du monde ambiant ce qu'il peut lui prendre de plus élevé, l'oxygène qui, en retour, le renouvelle constamment et lui donne une nouvelle vie. Le sang peut alors prendre en charge tous les déchets résultant du fonctionnement de l'organisme et de la nutrition pour les véhiculer vers les organes d'élimination. Mais, il est nécessaire d'avoir une vue dynamique de ces échanges, qui sont en perpétuelle adaptation et sous l'influence de rythmes biologiques.

Nous avons également vu que le sang était protégé par ses systèmes tampons et que son pH ne pouvait varier que dans de faibles limites. Ainsi, ces variations faibles, qui sont labiles et changent au cours de la journée, devraient être étudiées sur le plan bioélectronique au long des vingt-quatre heures pour un individu donné. Sur un résultat d'analyse isolé, il manque le facteur temps. Or, un suivi régulier sur une période de temps donnée permettrait de mettre en évidence la capacité d'adaptation de l'organisme, dans ses réponses biologiques en général et dans son équilibre acido-basique en particulier.

On pourrait alors certainement constater qu'en cas de maladie chronique et de cancer, il y a un ralentissement des échanges entre les tissus et le sang, lié à une rétention toxinique tissulaire acide. Il y a également une perturbation de la filtration rénale ainsi qu'une perturbation de la microcirculation périphérique. L'incapacité à faire de la fièvre augmente l'impossibilité de l'organisme à éliminer sa surcharge en métabolites tissulaires. La fièvre, en effet, augmente les « antibiotiques naturels » du sang, accélère la circulation, augmente son oxygénation, désagrège les métabolites nocifs et libère l'organisme de son intoxication endogène.

Pour L.-C. Vincent : *« Tout malade porteur d'un cancer est un malade qui a échappé à une thrombose. »* Cette petite phrase lapidaire devrait attirer l'attention sur la surveillance de la viscosité sanguine, toujours perturbée en cas de pathologie chronique et de cancer. On y retrouve toujours une stase capillaire pulmonaire et un ralentissement de la microcirculation périphérique. C'est là une des causes du dérèglement des échanges acido-basiques entre les tissus et le sang dans les maladies chroniques.

Les travaux du Dr Pierre Grobon

Le Dr Pierre Grobon avait constaté, dès le tout début de ses études médicales, qu'il n'y avait pas de malades cancéreux dans le service de diabétologie où il effectuait son stage. Après consultation, les données statistiques du service montraient, en effet, que les diabétiques ne sont qu'exceptionnellement cancéreux. Dorénavant, l'opposition diabète pancréatique/cancer était pour lui évidente, et toute sa vie serait dès lors orientée vers cette recherche.

Ses expériences futures prouvèrent la justesse de son intuition de départ : le déclenchement d'un prédiabète biologique dit de « Rathery » (c'est-à-dire un prédiabète sans sucre dans les urines) ralentissait l'évolution des tumeurs cancéreuses.

Notre but n'est pas ici d'exposer les tenants et les aboutissants de la thérapeutique anticancéreuse développée par le Dr P. Grobon (les lecteurs intéressés trouveront la référence de son ouvrage dans la bibliographie), mais ses travaux montrent indirectement qu'il existe un lien entre l'équilibre acido-basique et le terrain cancéreux.

Que se passe-t-il lorsque, par l'utilisation d'une substance chimique, on met artificiellement un organisme dans un état de prédiabète pancréatique ? On obtient ainsi :

- une hypoglycystie, c'est-à-dire une diminution de la concentration des sucres à l'intérieur de la cellule – on sait que la cellule cancéreuse a besoin de beaucoup de sucre pour se multiplier rapidement, ce qui est, pour elle, une nécessité de survie ;
- une hyperglycémie, c'est-à-dire une plus forte concentration de sucre dans le sang, alors que le sujet porteur d'une tumeur cancéreuse est en état d'hypoglycémie ;
- une grande stabilité des constituants sanguins, alors que le sang des sujets cancéreux présente fréquemment des modifications de la formule sanguine (anémie, leucopénie, agranulocytose...) ;
- une solide imperméabilité des membranes cellulaires, qui contraste avec la fragilité membranaire des cellules chez le cancéreux ;
- une diminution de la synthèse de l'ADN, qui s'oppose à l'exacerbation de la synthèse de l'ADN chez le cancéreux ;
- une tendance à l'**acidose sanguine** liée à la formation de corps cétoniques (acide butyrique, acide acétylacétique, acétone) provenant de la lipolyse, comme dans le jeûne (mais jamais aussi intense que dans le diabète sucré). Ces acides sont donc remis en circulation à partir de la masse lipidique du mésenchyme.

Toutes ces conditions physico-chimiques font obstacle au développement tumoral, car elles sont toutes opposées à celles que l'on retrouve chez un sujet porteur d'une tumeur maligne. Cela ne veut pas dire que la tendance à l'acidose sanguine est la cause de l'arrêt de la croissance tumorale, mais elle fait partie des conditions qui y font contrepoids, qui s'opposent au développement de la tumeur. En effet, depuis les travaux de L.-C. Vincent, on sait que le terrain du cancer correspond à une tendance à l'alcalose sanguine, et les travaux du Dr Pierre Grobon viennent les corroborer.

Pour le Dr Kousmine, l'équilibre acido-basique tient une place importante dans la thérapeutique. Se basant sur les travaux du Hongrois Erik Rucka, elle conseillait à ses patients, en cas de nécessité, l'alcalinisation de l'organisme par la prise régulière de mélanges alcalinisants.

Lorsqu'il y a surproduction d'acides métaboliques, le corps cherche à les neutraliser en ayant recours aux systèmes tampons sanguins et au système NaCl-protéines du tissu conjonctif. Le chlore se fixe aux protéines ou à l'apatite du tissu osseux, et la base forte Na est libérée. Elle peut alors se lier aux acides faibles. Du fait de la présence dans le sang de sels formés d'une base forte (Na) et d'un acide faible, le pH sanguin devient un peu trop alcalin. Le savant hongrois avait trouvé que cette déviation alcaline, étant la conséquence d'un excès d'acides, serait corrigée non pas par un apport d'acides, mais par celui de mélanges alcalinisants.

Mais, la sécurité de l'utilisation à long terme des sels alcalinisants est liée à la seule vérification qu'il n'existe pas d'insuffisance rénale. Le rein normal excrète rapidement les bases en excès et tout se passe comme si l'organisme éliminait très facilement l'excès de bases, mais très difficilement celui des acides. Il est pratiquement impossible de provoquer une alcalose sanguine par simple administration de bicarbonates ou de citrates à un sujet normal.

En pratique, seule la présence d'une infection urinaire, d'un trouble de l'élimination du calcium ou la présence de cristaux et de calculs doit faire prendre des précautions d'usage dans ce rééquilibrage acido-basique.

Dans le traitement des pathologies chroniques selon la méthode Kousmine, le contrôle régulier du pH urinaire est indispensable pendant les deux premières années.

Cas particuliers des scléroses en plaques

Un problème peut cependant se poser lors du traitement des scléroses en plaques, qui présentent une « vessie neurogène » responsable de troubles de la vidange vésicale. Du fait du mauvais fonctionnement de leur vessie, ces malades présentent fréquemment des infections urinaires chroniques et sont très sensibles à deux faits qui risquent de provoquer une nouvelle poussée :

- les chocs psychoaffectifs ;
- les infections virales et bactériennes, aiguës ou chroniques.

Chez ces malades, la présence d'une infection urinaire chronique constitue une épine irritative constante qui provoque une fatigue et risque d'aggraver la maladie.

On conseille classiquement dans de pareils cas la prise d'acidifiants urinaires qui freinent le développement bactérien dans la vessie. Mais une telle prescription est contraire aux préceptes précédemment énoncés !

Dans ces cas particuliers, il est alors conseillé de prendre, comme dans le cancer, des mélanges alcalinisants le matin et des acidifiants le soir. Il est également souhaitable de surveiller constamment les urines de ces personnes pour détecter d'éventuelles traces d'infections urinaires.

Glossaire

Adrénergique : qui agit par l'intermédiaire de l'adrénaline, une des hormones qu'utilise le système nerveux sympathique pour son fonctionnement.

Cæcum : cul-de-sac formé par la partie initiale du gros intestin, au-dessous de l'abouchement de l'intestin grêle et portant l'appendice vermiculaire.

Capillaire : vaisseau sanguin filiforme, à paroi très fine, qui unit les petites artères aux petites veines.

Chyme : liquide contenu dans l'estomac et résultant de la digestion gastrique des aliments.

Dysbiose : déséquilibre de la flore intestinale, dans le sens d'un trop grand développement de la flore de putréfaction pathogène.

Gel : mélange d'une matière colloïdale de particules dans un liquide. Sous cette forme, les particules sont plus grosses et la solution est épaisse.

Goutte oxalique : rhumatisme inflammatoire causé par des dépôts articulaires d'acide oxalique.

Goutte urique : rhumatisme inflammatoire causé par des dépôts articulaires d'acide urique.

Liquide péritonéal : liquide contenu dans la membrane séreuse qui entoure la cavité abdominale et les organes qui y sont logés.

Lymphe : liquide riche en protéines et en lymphocytes, circulant dans l'organisme par les vaisseaux lymphatiques.

Mésenchyme : tissu de soutien conjonctif de l'embryon à partir duquel se forment les vaisseaux sanguins et lymphatiques, les muscles, les cartilages et le squelette. Chez l'adulte, ce tissu devient le plus grand système de régulation acido-basique de l'organisme.

Mucopolysaccharides : variété de protéines complexes appartenant aux glycoprotéines. Elles se rapprochent des sucres par leur constitution.

Nerf vague : nom donné au nerf pneumogastrique.

Parenchymes nobles : ce sont le cœur, les reins, le foie, la rate, le pancréas, les poumons… qui sont indispensables à la vie.

pK : c'est la valeur du pH pour lequel le système tampon spécifique se met en activité.

Proton : particule subatomique de charge positive.

Sol : mélange d'une matière colloïdale de particules dans un liquide. Sous cette forme, les particules sont très petites et la solution est fluide.

Solution colloïdale : système dans lequel des particules très petites sont en suspension dans un liquide.

Sympathicotonie : anomalie caractérisée par une sensibilité spéciale du système nerveux sympathique.

Tissu mésenchymateux : ensemble des tissus d'origine embryologiquement semblable qui forment le mésenchyme.

Vagotonie : état caractérisé par une sensibilité particulière du système nerveux autonome régi par le nerf pneumogastrique et responsable d'une série de troubles particuliers. Synonyme : *parasympathicotonie.*

Sources et ressources

Bibliographie

Association Médicale Kousmine, *La méthode Kousmine,* Jouvence, 1989.

Bernier J.-J., Adrian J., Vidon N., *Les aliments dans le tube digestif,* Doin, 1988.

Besson Ph.-G., *La crème Budwig,* Jouvence, 2001.

Bott Victor, Colloque médical, Arlesheim, 1975.

Bircher-Rey H., Binz J., *Guide d'alimentation saine en équilibre acido-basique,* Humata.

Cohen Charles, Annales de Montpellier 1991/1992, *Les trois organes du corps astral*

Ducluzeau R., Raibaud P., *Écologie microbienne du tube digestif,* Masson, 1979.

Durbec R., *Les cures des quatre saisons,* Jouvence, 1990.

Énergie Santé, revue trimestrielle, Sully.

Guierre G., *Alimentation et diététique dans la vie moderne,* Le Courrier du livre, 1967.

Grobon P., *Alloxane contre cancer ou les mémoires d'un chercheur solitaire,* Axis, 1986.

Husemann et Wolff, *La médecine à l'Image de l'Homme,* Triades TI

Kousmine C., *Soyez bien dans votre assiette jusqu'à 80 ans et plus,* Tchou, 1980.

Kousmine C., *Sauvez votre corps,* R. Laffont, 1987.

Monnier G., *La santé par l'hygiène intestinale,* Jouvence, 2001.

Passebecq A. et J., *Cours d'alimentation de santé,* Vie et Action, 1989.

Polonowski, *Biochimie médicale,* t. I à III, Le François, 1980.

Reckeweg H. H., *Homotoxicologie,* Aurelia Verlag, 1955.
Sander F.-F., *Der Säure-Basenhaushalt des menschlichen Organismus,* Hippokrates Verlag, 1999.
Sanum-Therapie (voir adresses utiles).
Steiner R., *Physiologie occulte,* Éditions anthroposophiques romandes, 1978.
Steiner R. *Médecine et science spirituelle,* Éditions anthroposophiques romandes, 1978.
Vasey Christopher, *Équilibre acido-basique,* Jouvence, 2009.
Vasey Christopher, *Manuel de détoxication,* Jouvence, 1990.

Remarque : Le Dr Philippe-Gaston est membre de l'ASMOA (association suisse des médecins d'orientation anthroposophique) et de l'AMAF (association des médecins anthroposophes de France). Il est titulaire d'un certificat de capacité FMH en médecine d'orientation anthroposophique.

Bibliographie des recettes

Les recettes présentées au chap. X sont tirées et/ou adaptées de :

Kousmine Gourmande, S. Preney et B. Favre, Jouvence, 2005.
Manger sainement pour bien se porter, J. Gauthey-Urwyler, Delachaux & Niestlé, 1993.
La Revue de l'Association Kousmine Française, septembre 2009, H. Girard.
Les céréales au goût du jour, F. Schoeb et A. Vagnières, La Tour-de-Peilz, 2002.
Céréales et légumineuses, Valérie Cupillard, La Plage, 2009.
Quinoa, Valérie Cupillard, La Plage, 2004.
Pâtés végétaux et tartinades, Valérie Cupillard, La Plage, 2005.
Les légumes, Betty Bossy, Éditions Betty Bossy SA, 1993.
Guide Santé, Betty Bossy, Éditions Betty Bossy SA, 1995.
Cuisine et saveur des algues, M. Sontag, Favre, 2007.

www.epicurien.be
http://blog.simplementcru.ch/

Adresses utiles

Fondation Dr Catherine Kousmine
39 rue de la Madeleine – CH-1800 Vevey
Tél. 0900 522 225 – Fax +41 21 922 31 36
www.kousmine.ch
info@kousmine.com

Centre médical Kousmine
39 rue de la Madeleine – CH-1800 Vevey
Tél. +41 21 922 49 55 – Fax +41 21 922 31 36
www.kousmine.ch
info@kousmine.ch

Dépôt légal : mars 2010
IMPRIMÉ EN FRANCE

Achevé d'imprimer le 3 février 2011
sur les presses de l'imprimerie « La Source d'Or »
63039 Clermont-Ferrand
Imprimeur n° 15089

IMPRIM'VERT 2011

PEFC
PEFC/10-31-2008

Dans le cadre de sa politique de développement durable,
La Source d'Or a été référencée IMPRIM'VERT®
par son organisme consulaire de tutelle.
Cette marque a été attribuée à l'issue d'un programme d'investissements
et d'un audit garantissant la totale récupération des déchets
à des fins de recyclage.
Cet ouvrage est imprimé - pour l'intérieur -
sur papier bouffant "Munken Print White" 90 g
des papeteries Arctic Paper, dont les usines ont obtenu
les certifications environnementales ISO 14001 et E.M.A.S.